Regine Schindler (Hrsg.)

Tränen, die nach innen fließen

Mit Kindern dem Tod begegnen

Erlebnisberichte betroffener Kinder und Eltern. – Beiträge von Lothar Janssen, Kaspar Kiepenheuer und Regine Schindler

Edition Kemper
im Verlag Ernst Kaufmann

Die Deutsche Bibliothek – CIP-Einheitsaufnahme

Tränen, die nach innen fließen: mit Kindern dem Tod begegnen;
Erlebnisberichte betroffener Kinder und Eltern /
Regine Schindler (Hrsg.). Beitr. von Lothar Janssen, Kaspar Kiepenheuer
und Regine Schindler. – Lahr: Ed. Kemper im Verl. Kaufmann, 1993
ISBN 3-7806-2336-6
NE: Schindler, Regine [Hrsg.]; Janssen, Lothar; Kiepenheuer, Kaspar

1. Auflage 1993

Umschlaggestaltung: JAC unter Verwendung eines Fotos von Hans Domenig
Hergestellt bei Präzis-Druck, Karlsruhe
ISBN 3-7806-2336-6

Inhalt

Vorwort

„Tränen, die nach innen fließen" – sie sind schmerzlicher als die sichtbaren; so sagt es einer der Beiträge dieses Buches. Dahinter steht die Erfahrung, daß Traurigkeit und Gefühle der Verzweiflung im Zusammenhang mit dem Tod zwar vorhanden sind, aber meist nur schwer geäußert und verarbeitet werden können. Mit-Trauernde, Mit-Leidende sind zu sehr am Schmerz beteiligt, um zu helfen. Als Außenstehende haben wir Angst, etwas falsch zu machen. Gerade im Hinblick auf Kinder fühlen wir uns im Anblick des Todes besonders hilflos: Wie sollen wir mit ihnen reden, wenn wir unsicher oder selbst betroffen sind? Könnten wir soweit helfen, daß Tränen auch äußerlich fließen dürfen, also erlaubt sind – gerade für Kinder?

Sicher ist dies von Bedeutung und *eine* Absicht dieses Buchs: Trauer zulassen, ja zur Trauer, auch zu offenen Tränen ermuntern. Aber da gibt es – und auch dies kommt in den Berichten zum Ausdruck – „Geheimnisse", die Kinder hüten wollen, eine Intimsphäre, die wir respektieren müssen. Und da sind es trauernde oder sterbende Kinder, von denen umgekehrt wir als Erwachsene lernen können. Vielleicht müssen wir uns, gerade auch im Hinblick auf den Tod, davon befreien, Kindern gegenüber immer die Besser-Wisser sein zu wollen?

Zu dritt sind wir der Frage „Wie kann man heute mit Kindern dem Tod begegnen?" in vielen Gesprächen, im Sammeln von Erfahrungen mit Kindern und ihren Eltern, aber immer wieder auch im Hinblick auf unsere eigene, persönliche Auseinandersetzung mit dem Tod nachgegangen. Die Tatsache, daß das Thema Tod heute ein Modethema ist, hat uns bei unserer Arbeit zeitweise verunsichert. Wir wissen: Der Tod ist nicht mehr „tabu". Gerade über den Tod von Kindern und Jugendlichen ist viel geschrieben worden – Berichte, auch Bilderbücher, die uns ergreifen, in ihrem Realismus *und* ihrer Sentimentalität. Daneben aber begegneten und begegnen wir im Kontakt mit Eltern, Erziehern und Erzieherinnen immer wieder großer Hilflosigkeit. Wie reagiert man auf Kinderfragen? Wie kann man vom Tod reden – nicht erst, wenn der „Ernstfall" eingetreten ist und alle sprachlos werden?

Die Empfehlung, „einfach" von Jesus zu erzählen, zu dem wir dann „später" kommen, scheint in einer sehr traditionellen christlichen Erziehungspraxis selbstverständlich. Die Vorausschau auf eine himmlische Welt, aus der wir stammen und die kleinen Kindern „noch" vertraut ist, scheint anderen richtig, erlaubt und ebenfalls selbstverständlich. Beide Möglichkeiten – und viele andere – finden sich in der neuesten Literatur zum Thema. Unsere Berichte aber holen uns in eine weitgehend unsentimentale Welt zurück: Von Jenseitsvorstellungen, überhaupt von Glaubenserlebnissen ist wenig, eher zwischen den Zeilen die Rede – statt dessen von Wut, von Aggressionen, vom Alleingelassensein, auch von Vorahnungen und „Signalen" – und von vorsichtigen Versuchen, damit umzugehen. Die Berichte zeigen, wie Kinder oder Erwachsene *mit* Kindern in unserer Zeit vom Tod eines Menschen betroffen werden – und sie machen uns beim Lesen selbst betroffen. Gerade weil es nicht um „sensationelle" Fälle geht, machen wir sie uns zu eigen, identifizieren wir uns, werden wir auch mit den Betroffenen wütend – und gestehen uns unsere eigene Hilflosigkeit dem Tod gegenüber ein. Gleichzeitig „lernen" wir auch vom Weg derer, die hier berichten. Denn alle haben in der Regel positiv weitergelebt, vielleicht verändert, vielleicht in einem tieferen Sinn bereichert, obwohl sie einen geliebten Menschen verloren haben. Sie alle nehmen uns auf ihren Weg ein Stück weit mit.

Die Auswahl der Berichte mag zufällig erscheinen. Sie ist es bis zu einem gewissen Grad. Es geht um Menschen, die wir drei Autoren alle, sei es durch seelsorgerliche, therapeutische oder persönliche Begegnungen kennen. Wir haben sie gebeten, ihre Erlebnisse *selbst* aufzuschreiben – und wir haben, ganz bewußt, nicht ausdrücklich nach religiösen Aussagen gefragt. Es war uns wichtig, daß jene Dinge zur Sprache kommen, die für die Betroffenen selbst im Vordergrund stehen. Und natürlich war die Perspektive der *Kinder* für uns von größter Bedeutung. Da wir die Kinder nicht durch Suggestiv-Fragen beeinflussen wollten, sind ihre Erlebnisse und Gefühle in den Berichten auf drei verschiedenen Ebenen greifbar: Einerseits schreiben Erwachsene (meist die Eltern), zweitens (und dies ist uns besonders wertvoll) erzählen Menschen, die inzwischen erwachsen sind, von Erfahrungen mit dem Tod, die sie als Kinder hatten, und von der Bedeutung, die sie heute für sie haben, und drittens schreiben oder erzählen Kinder selbst: oft wenige Sätze, unbeholfen, aber eindrücklich.

Wir haben insofern ausgewählt, als wir verschiedenartige „Fälle“, in denen Kinder dem Tod begegnen, zeigen wollten: In vier Berichten steht der Tod eines Kindes im Mittelpunkt, in vier weiteren Berichten der Tod eines Elternteils; in einem Text geht es um schon fast Erwachsene, in den fünf letzten Beiträgen dann um Situationen, wie sie in der Erlebniswelt der Kinder häufig und auch natürlich sind: um alte Menschen oder um den Verlust eines geliebten Tiers. – Wo es möglich war, haben wir mehrere Mitglieder einer Familie um ihre Stellungnahme zum selben Ereignis gebeten.

Die Berichte stammen ungefähr zur Hälfte aus der Region Zürich, wo wir heute alle drei wohnen. Da wir alle durch unsere Herkunft mit Deutschland verbunden sind und auch dort lebten, ergab sich fast von selbst, daß wir auch deutsche Familien um ihre Mitwirkung baten. Wir haben aber alle Personennamen, weitgehend auch die Ortsnamen geändert, um die Schreibenden zu schützen. Der kleine Vorspann zu jedem Text weist darauf hin, aus welchem Zusammenhang er stammt und wie wir „dazu gekommen“ sind.

Es ging uns nicht darum, die Erlebnisberichte im einzelnen zu deuten oder gar zu zerpflücken. Mit unseren Ausführungen im zweiten Teil dieses Buches aber möchten wir, ergänzend zu den Erfahrungsberichten, für das Verarbeiten von Todeserlebnissen Vertiefung und Hilfe anbieten, aber auch vorsichtig nach dem christlichen Glauben der Kinder im Angesicht des Todes fragen. Eine kommentierte Bücherliste ist uns als Anhang wichtig, da wir überzeugt sind, daß gerade das Kinderbuch Erwachsenen und Kindern Gespräche über den Tod in besonderer Weise erleichtert oder ermöglicht.

Den Menschen, die bereit waren, uns ihre Berichte anzuvertrauen, möchten wir herzlich danken. Für die meisten von ihnen war es nicht leicht, ihre Erlebnisse, Gefühle und Erinnerungen preiszugeben und für dieses Buch aufzuschreiben.

Regine Schindler

Kaspar Kiepenheuer

Mitten im Leben der Tod

Ich wurde Kinderarzt, weil ich das junge, manchmal zerbrechliche Leben der kranken Kinder schützen wollte. Das Leben stand für mich ganz im Vordergrund, der Tod lag als dunkle, böse Ahnung ganz weit hinten. Dann aber, als ich Kinder sah, die vom Tod gezeichnet waren (Kranke mit Leukämie und Tumoren), kam jenes Dunkle und Böse so nahe an mich heran, daß ich mich damit befassen mußte. Aber ich hatte nicht gelernt, damit umzugehen, mit all dem fachlichen Wissen, das die Universität und die großen Kollegen im Spital mir mitgegeben hatten. Es fehlten mir die Worte und auch der innere Halt, das Erleben dieser kranken Kinder zu erfassen.

Ich lernte durch eine liebe alte Frau, eine Psychologin aus London, auf ganz neue Weise den Kindern zuzuhören: durch deren spontane Zeichnungen. Sie überzeugte mich, daß die Kinder in ihren Bildern geradezu begierig sind, uns in ihre Empfindungen und in ihr heimliches Wissen einzuweihen, wenn wir nur bereit sind, es aufzunehmen. Das hat meine Arbeit und mein Verständnis von meinem Beruf ganz tiefgreifend verändert. Ich beschränkte mich nicht mehr darauf, Arzt für (körperlich) kranke Kinder zu sein, sondern der Einbezug der Seele bestimmte meinen Beruf. Ich wurde Kinderpsychiater.

Ich folgte damals jener Meisterin, Susan Bach, nach London, um mehr von ihr zu lernen. Damals stand ich in der Mitte meines Lebens (35 Jahre) und war innerlich bereit für starke, neue Erfahrungen. Die Begegnung mit dem Tode in den Bildern der Kinder brachte mich dem eigenen Leben näher. Es kamen mir Fragen nach dem Sinn meines Lebens, auch Ausblicke in größere Ordnungen, in die mein Leben eingebettet ist. War es einfach nur Zufall oder Zeichen meiner inneren Bereitschaft, daß mir gerade während jenes Studienaufenthaltes in London folgendes widerfuhr:

An einem Nachmittag ergriff mich plötzlich eine unbeschreibliche körperliche Unruhe. Es war an meinem Geburtstag, und wir feierten mit Kaffee und Kuchen bei Susan Bach. Ich eilte zurück in meine Wohnung, wo ich kurz darauf die telefonische Nachricht erhielt, mein Vater sei gestorben: Herzinfarkt, beim Besuch eines Sonnenobservatoriums hoch in den Bergen von Mexiko. Er war Sonnenastronom und hatte immer mit sichtbarer Leidenschaft von „seiner Sonne“ gesprochen. Später entdeckte ich zu Hause neben seinem Bett ein Büchlein „Die Sonne“ (Masereel 1947) mit zahlreichen Holzschnitten. Eine Seite war mit einem Zettel besonders gekennzeichnet: Ein Mann steigt in inbrünstiger Haltung auf den Strahlen der Sonne hinauf, sich der verbrennenden Sonne nähernd. Dieses Bild schien mir meines Vaters Vorahnung vom Tod anzudeuten. Erst später lernte ich etwas über einen alten mexikanischen Todesmythos, in welchem die Vorstellung lebt, Sterbende vereinigen sich mit der Sonne. Abgesehen von diesem kollektiven Aspekt empfand ich den Tod meines Vaters auch als eine persönliche Nachricht an mich, „wählte“ er doch meinen Geburtstag für die „Heimkehr zu seiner Sonne“. Noch oft begegneten wir uns im Traum, wo er mir gegenüber eine gütige, väterliche Zärtlichkeit entwickelte, wie sie zu seinen Lebzeiten nie wirklich werden konnte.

Solche „Zufälle“ erlebte ich seither wieder und wieder, und ich konnte sie als ganz besondere, für mich wertvolle Nachrichten verstehen. Sie halfen mir, mein Leben auf dieser Welt mit etwas mehr Gelassenheit zu sehen, gibt es doch offensichtlich Dinge, die weit größer und bewegender sind. Auch in der Arbeit mit Patienten bin ich stärker, einfallsreicher, seit ich jene Dimensionen einbeziehen kann. Es ist mir so, als hätte ich einen imaginären Hintergarten. In diesen kann ich mich jederzeit begeben, wenn ich mit meinem Latein am Ende bin, und kann mir dort Stärkung holen. In meinen Therapien mit Kindern und Erwachsenen ist es der Sandkasten, der diese Gewißheit von einem „Hintergarten“ vermittelt. In seinem Schutz können tiefe Geheimnisse sich entfalten. Wie zufällig werde ich dort immer wieder an jene überirdischen Ordnungen herangeführt, die auch meinen Patienten ein Gefühl von sicherem Getragensein vermitteln können.

Die kranken Kinder im Spital und dieses mysteriöse Erlebnis beim Tod meines Vaters erzeugten in mir eine neue, viel gelassenere Einstellung auch zu meinem eigenen Tod. So begegnete ich mitten in meinem Leben dem Tod und fand – darf ich das so sagen? – *mitten im Tod das Leben.*

Regine Schindler

Die „richtige“ Sprache finden...

Als kleines Mädchen sollte ich in einem Kinderheim in den Schweizer Bergen gesund werden; nicht die Krankheit war bedrohlich, doch die Trennung von der Umwelt meiner ersten Lebensjahre. Durch das Ausbrechen des Zweiten Weltkriegs wurde diese Welt, das Vorkriegs-Berlin, für das Kind – versehen mit einem Sandkasten hinter dem Haus, daneben ein Birkenwäldchen, dann die breiten Chausseen, durch die eine Kinderfrau den hohen Kinderwagen mit dem Brüderchen schob – unerreichbar.

In der Schweiz ging das Familienleben weiter: eine behütete Kinderwelt – mit einer neuen Sprache. Das Früher war weit weg. Kriegsberichte, bedrohliche, vom Kind nur halb verstanden, hörten die Erwachsenen am Radio, auch die Stimme Hitlers. „Wie gut, daß wir nicht mehr dort leben.“ Es wäre unpassend gewesen, nach der Welt der ersten Lebensjahre allzuviel zu fragen. Wurde sie totgeschwiegen? Die Erfahrung: Da ist etwas zu Ende, unwiderruflich, ein Tod, ohne daß jemand im Umkreis des Kindes gestorben wäre. Dann tatsächlich viele Tote, im Krieg „Gefallene“, aber Unbekannte.

Und da war meine sehr alte Großmutter, die ich wenige Tage vor ihrem Tod in der Klinik besuchte, heimlich. Für Kinder: Zutritt verboten. Sonst die Königin einer riesengroßen Familie, saß sie auf ihrem Bettrand, von einer Krankenschwester gestützt, ihre alten Füße nackt, zum ersten Mal nackt für mich. Sie sagte: „Deine Großmama ist jetzt eine ganz, ganz alte Frau.“ Sie lächelte. Es war ein Abschiedszeichen. Als sie starb, war es für mich keine Überraschung, sondern so etwas wie „der Gang der Welt“.

Der Besuch in der Klinik aber blieb mein Geheimnis, ja geriet für mich weitgehend in Vergessenheit. Erst als im selben Gebäude – die gleichen Geräusche im Flur, die gleiche Aussicht – über zehn Jahre später mein erstes Kind geboren wurde, bildete sich eine Art Bogen von damals zu heute, vom Vergangenen in die Zukunft, vom Tod zum Leben: Das Geheimnis Leben leuchtete auf.

Viele Jahre hatte ich scheinbar nichts mit dem Tod „zu tun". Doch durch meine Gebete für Kinder, durch meine Kinderbücher und Vorträge ergaben sich immer wieder intensive Gespräche über den Tod: eine Herausforderung. Todeserlebnisse im Umkreis von Kindern waren für viele Eltern der Anlaß, die Frage nach Gott, nach Religion vielleicht zum ersten Mal, auf jeden Fall eindringlich zu stellen. Mit dem Erscheinen meiner Geschichte von Pele („Pele und das neue Leben") wurden solche Kontakte zahlreicher. Die theologische und literarische Auseinandersetzung mit dem Thema hatten mich aber schon während vieler Jahre beschäftigt. Dabei war es für mich anregend, zugleich erschreckend und tröstlich, daß ich schwerstkranken kleinen Patienten einer Kinderklinik erzählen durfte – und von ihnen vor allem selbst lernen konnte. Der Tod, mit dem ich inzwischen durchaus auch im eigenen Leben „zu tun" hatte, war mir zum wichtigen Lebens-Thema geworden.

Gerade im engeren oder weiteren Zusammenhang mit dem Tod immer wieder neu die „richtige" Sprache, Geschichten, kleine Hilfen zu finden, war und ist mir für meine Arbeit als Autorin von zentraler Bedeutung.

Lothar Janssen

Hilfe für meine seelsorgerliche Arbeit

Drei Ereignisse haben mich in meiner Auseinandersetzung zum Lebensthema Tod wesentlich geprägt und helfen mir in der seelsorgerlichen Arbeit:

Mit 16 Jahren ist ein Freund aus meiner Schulklasse plötzlich gestorben. Ich, wir alle waren überrascht und traurig: Er war einfach nicht mehr da; gestern hatte ich ihn noch gesehen, da war alles in Ordnung.

Was uns aber am meisten verwirrte, war das Verhalten der Erwachsenen, die so geheimnisvoll taten und versuchten, beruhigend zu wirken. Schnell kam bei mir die Vermutung, daß es eine Selbsttötung war – auf Nachfragen habe ich bis heute keine richtige Antwort bekommen. Ich bin mir sicher, daß es eine Selbsttötung war.

Der Tod meines Klassenkameraden war der Hauptbeweggrund für mein Theologiestudium: Ich wollte dazu beitragen, daß Leute, die mit ihrem Leben nicht zurechtkommen, ein Hilfsangebot haben und sich nicht umbringen.

Nach Abschluß des Theologiestudiums habe ich Psychologie studiert, weil mir ein wichtiges Instrumentarium für ein beratendes Gespräch fehlte. Im Theologiestudium fristen Konzepte über beratende Gespräche ein Randdasein.

In meiner Arbeit mit schwerkranken Menschen und deren Angehörigen ist es mir aufgrund der oben beschriebenen Erfahrungen wichtig, eindeutig zu sein und nicht zu vernebeln. Es ist keine Eindeutigkeit im resignativen Sinn: „Was soll's, es hat eh keinen Zweck mehr." Ich möchte mit beiden Polen arbeiten: Leben und Tod. Das gibt ein tieferes Durchatmen für alle Beteiligten, auch wenn es sehr, sehr schmerzhaft und traurig ist.

Der Anblick meines toten Großvaters, an dem ich sehr hing, hat mir geholfen, das Wort Auferstehung von innen heraus zu verstehen. Ich habe ihn an einem wunderschönen Sommertag in einer kleinen Friedhofskapelle mitten in der Natur besucht. Bei seinem Anblick war mir, als ob die Welt plötzlich anhielte: Ich verspürte einen tiefen Frieden, der von ihm ausging und merkte, daß er sich an einem ganz anderen Ort befand.

Vielleicht war es der Ort, den wir Himmel nennen. Und der tiefe Frieden, die tiefe Ruhe, die er ausstrahlte, war die Auferstehung.

Diese grundlegende Erfahrung trägt mich bei der Beerdigung von Menschen, die ich begleitet habe.

Der Evangelist Johannes schreibt: „Im Haus meines Vaters sind viele Wohnungen. Wenn es nicht so wäre, hätte ich euch dann gesagt: Ich gehe, um einen Platz für euch vorzubereiten?“ (Joh. 14,2)

Es gibt individuelle Zugänge zu diesen Wohnungen – sie werden durch die Rituale des Gottesdienstes und der Beerdigung unterstützt.

Im März 1992 wurde ich informiert, daß aus unserer Abiturklasse jemand plötzlich verstorben sei, der im fernen Australien lebte. Ich war wie vor den Kopf gestoßen, bereitete ich doch gerade in Absprache mit diesem Klassenkameraden unser Klassentreffen in Deutschland vor. Plötzlich war er nicht mehr da, ich wurde wieder einmal aus meinen geradlinigen Planungen gerissen.

Wo der Tod eine Lebenslinie unterbricht, erlebe ich, wieviel Sinnvolles trotz und bei allem entstehen kann. Der Künstler Friedensreich Hundertwasser schreibt: „Die gerade Linie ist gottlos“ und malt dazu eine Spirale. Es wird um Wege gerungen, Sackgassen und Irrwege entstehen, aber auch andere Wege, die wieder ins Offene führen.

Für mich gilt die Hoffnung, die der Dichter Stefan Andres in seinem Gedicht *An den Tod* beschreibt:

Wenn du micht triffst, sprich leise,
Als wär ich dir bekannt;
Und von der langen Reise
Sag nichts, gib mir die Hand.

Ich weiß nicht, ob ich bange,
Zeigst du mir dein Gesicht;
Vielleicht kenn ich's schon lange.
Vielleicht auch kenn ich's nicht.

Du bist so schwer zu nennen,
O Tod, ich nenn dich Weib;
Damit ich im Erkennen
Still zu dir sage: bleib!

Vielleicht wird Liebe wehen
Um uns, bin ich bereit,
Dann zeug ich im Vergehen
Mit dir: Unsterblichkeit.

„Ich habe getobt und geschrien“

Eine Familie erlebt den plötzlichen Tod eines Säuglings

Das Schicksal von Martina (34) und Oliver (33), die ich beide durch meine Freundschaft mit Oliver aus der Schulzeit kenne, hat mich besonders betroffen gemacht. Ihre Tochter Jana starb völlig überraschend im Alter von zwei Monaten. Janas Zwillingsbruder Jürgen ist heute drei Jahre, der ältere Bruder Jakob fünf Jahre alt. Neun Monate nach Jana starb die Großmutter der Kinder an Krebs.

Martina arbeitete bis Mitte der zweiten Schwangerschaft voll. Die Belastung wurde mit der Geburt der Zwillinge nahezu unerträglich, da nachts kaum an Schlaf zu denken war. Als sich die Lage zu entspannen beginnt – Martinas körperliche Verfassung wird besser, weil die Kinder manchmal durchschlafen – stirbt Jana.

Die beiden Texte von Martina und Oliver, wie die knappen Sätze von Jakob, der von seiner Mutter gefragt wurde, spiegeln für mich die ganze Verzweiflung einer anscheinend hoffnungslosen Situation wider. (L.J.)

Situationsbeschreibung von Martina

Jakob, der wegen einer Darminfektion zur Oma ausquartiert war, sollte an diesem Tag nach Hause kommen. Um recht viel Zeit für ihn zu haben, stand ich schon um 5.30 Uhr auf. Gegen sechs Uhr fuhr Oliver weg. Er unterrichtet an einer Schule, die hundert Kilometer von unserem Wohnort entfernt ist. Die Zwillinge schliefen, und ich traf meine Vorbereitungen. Ich fand es nicht ungewöhnlich, daß Jana noch – wie ich meinte – schlief, da ich sie am Abend vorher bis 22.30 Uhr getragen hatte. Es war, als hätte sie sich weigern wollen, einzuschlafen. Ich freute mich deshalb, daß sie so gut schlief, und wollte sie nun zum Trinken wecken. Um 7.34 Uhr öffnete ich die Kinderzimmertür und wußte sofort: Es war etwas Schreckliches passiert. Ich machte das Licht an und sah Jana oben auf der Bettdecke liegen mit dem Kopf zum Fußende. Ich riß sie aus dem Bett und blies ihr Luft in den Mund. Ihre Augen waren gebrochen, ihr

Gesicht hatte schon Leichenflecken, sie war so kalt. Ich lief mit ihr schreiend durch die Wohnung.

Eine Mitbewohnerin alarmierte den Notdienst und versuchte, mich zu beruhigen. Die Zeit, bis der Rettungswagen kam, war endlos. Ich rief während der Zeit – mit Jana auf dem Arm – meine Schwiegereltern an. Der Notarzt kam mit einem Pfleger, riß mir Jana aus dem Arm. Dann verschwanden sie zu dritt ins Kinderzimmer. Alles überschlug sich. Zwei Leute von der Polizei kamen und stellten sich betreten in die Flurecke. Es gelang ihnen zum Glück, Oliver zu benachrichtigen. Dann kamen die Schwiegereltern mit Jakob. Die Szenerie war tragisch, während der Arzt sich im Nebenzimmer weiterhin bemühte, Jana wiederzubeleben. Nach zwanzig Minuten rasten Arzt und Pfleger mit Jana (sie wurde beatmet und hing voller Schläuche) im Rettungswagen zur Kinderklinik. Mein Schwiegervater fuhr mit. Während wir auf seine Rückkehr warteten, wußte ich, daß Jana tot war, und ich hoffte, daß man sie nicht mehr zurückholen würde. Ich ging in das Kinderzimmer, sah Kanülen liegen, der Wind wehte den schweren Vorhang zur Seite, die Enten am Teich quakten. Ich wünschte mir, Oliver wäre da.

Mein Schwiegervater kam aus der Klinik und sagte, Jana sei tot. Ich war schon nicht mehr in dieser Welt, ich habe getobt und geschrien und hatte nur den einen Wunsch, raus auf den Hof zu rennen und auf Oliver zu warten. Auf dem Weg nach draußen schaute ich aus dem Fenster und sah zu meinem Entsetzen, daß sich das halbe Dorf versammelt hatte. Ich ging wieder in die Wohnung und fühlte mich wie ein Tier. Dann kam endlich Oliver. Wir fielen uns in die Arme.

Nach einiger Zeit löste er sich, rannte mit einem Schraubenzieher, den er schon in der Hand hatte, in das Kinderzimmer und begann, Janas Bett auseinanderzuschrauben. Es war eine Tragödie. Die Schwiegermutter bekam einen Weinkrampf, Oliver war völlig aufgelöst. Wie unter Zwang half ich Oliver, das Bett abzubauen und wegzutragen. Er sagte: Wenn ich das jetzt nicht tue, werde ich es später nicht mehr können.

Irgend jemand versorgte an diesem Morgen Janas Zwillingsbruder Jürgen.

Irgendwann kam ein Mann von der Polizei, der den „Tatort“ besichtigte und mir versicherte, daß ich keine Schuld an Janas Tod trug.

Irgendwann kam mein Vater und versicherte mir, wie schlimm alles jetzt sei.

Jürgen brachte ich gegen Mittag zur Beobachtung in die Klinik. Dort wurde ich über den „Kindstod" informiert. Es war zu diesem Zeitpunkt so unwichtig, weil das, was passiert war, unabänderlich war. Viele Bekannte und Freunde kamen an diesem und an den darauffolgenden Tagen und standen uns sehr hilfreich zur Seite. Jakob und ich bastelten eine Martinslaterne. Wir aßen und schliefen gut. Wir beerdigten Jana, und der Alltag kam zurück. Der hatte jetzt ein anderes Gesicht bekommen. Es war die Fratze des Todes, die mich jeden Morgen um 7.34 Uhr begrüßte, die die Enten quaken ließ, die den Vorhang wie von Geisterhand zu bewegen schien. Die Angst, auch Jürgen zu verlieren, wurde so groß, daß ich mich weigerte, ihn lieb zu haben. Gleichzeitig wünschte ich mir nichts so sehr, als wieder schwanger zu werden. Manchmal kam mir der absurde Gedanke, mir vorzustellen, wie weit Janas Körper schon vergangen war. Ich glaube, ich war nahe daran, verrückt zu werden. Aber Oliver und ich hatten uns ja vorgenommen, „normal" weiterzuleben.

Heute sind nahezu drei Jahre seit Janas Tod vergangen. Die ganze Familie hat ein hartes Stück Arbeit hinter sich. Neun Monate nach Janas Tod starb auch Olivers Mutter, Jakobs Lieblingsoma, meine unschätzbare Ratgeberin und „Mutter", an Krebs. Ich wünschte mir, ein Stück ihres unerschütterlichen Glaubens an Gott zu besitzen, um mit all den Ängsten, die mich seit den Ereignissen plagen, besser umgehen zu können und um dem Tod das Grauen zu nehmen. Wie heißt es in einem Zitat: „Allein mir fehlt der Glaube."

Situationsbeschreibung von Oliver

Meine Erinnerungen an diese schrecklichen Tage sind nur sehr schwach und unvollkommen. Erst durch das Lesen des Berichts von Martina habe ich mich wieder besser an einige Dinge erinnern können. Warum diese Lücken vorhanden sind, wird sich im Verlaufe meiner Darstellung zeigen.

An jenem Morgen stand ich wie üblich um 5.15 Uhr auf. Ich verließ gegen 5.55 Uhr die Wohnung und fuhr zur Schule. Dort traf ich im Lehrerzimmer die ersten Kollegen. Plötzlich erschien meine Schulleiterin. Sie war sehr aufgeregt, sagte nur wenig und verschwand wieder. Nach kurzer Zeit kam sie erneut und sagte mir, die Polizei hätte angerufen, ich möge bitte nach Hause kommen, es wäre in der Familie etwas passiert. Bei mir meldete sich sofort das Wort „Zwillinge". Ich fragte nach, jedoch bekam ich von meiner Schulleiterin keine weiteren Informationen. In meinem Kopf hatte sich inzwischen festgesetzt, daß etwas mit einem der Zwillinge geschehen sein mußte. Komischerweise war sofort der Gedanke dabei: „Tod". Ich ließ mich von den Kollegen nicht davon abhalten, selbst zu Hause anzurufen. Mein Vater war am Apparat und schilderte mir die Situation. Jana sei nun im Krankenhaus. Man versuche, sie dort zu retten.

Meine schrecklichen Gedanken waren schnell Realität geworden. Deshalb warf mich diese Nachricht offenbar nicht entscheidend aus der Bahn. Ich setzte mich in den Wagen und fuhr durch den dichtesten Berufsverkehr zurück nach Hause. Während dieser Fahrt traf ich in fast grausamer Weise die Entscheidungen, die, so glaubte ich, den einzigen Weg vorgaben, unsere Familie zu retten und unser Leben lebenswert zu erhalten:

Zunächst fuhr ich einen Umweg, um einem Verkehrschaos zu entgehen. Ich fuhr nicht übermäßig schnell, eher wie gewohnt. Eines war in mir längst zur Tatsache geworden: Jana war tot. Mit den Tränen kämpfend zwang ich mich zu überlegen, was gleich zu Hause zu tun wäre: Sofort das Bett und Janas Utensilien wegschaffen. Das Zimmer darf nicht zu einer Kultstätte werden. Es muß möglichst schnell normal weitergelebt werden. Auch dafür hatte ich eine Erklärung: überall in der Welt wird gestorben, auf oft grausame Weise für die Familien. Jetzt waren wir einfach dran! Fertig. Ich wollte unter keinen Umständen in den Tenor meiner Schwiegereltern einfallen, die ich während der Fahrt schon reden hörte: „Ach, warum immer wir! Mein Gott, wie schlimm das alles ist!"

In diesem Zustand, mit festen Vorsätzen, kam ich zu Hause an. Ich schien gefestigt zu sein. Aber ich hatte die Hauptperson vergessen: Martina. Es war der schrecklichste Moment in meinem Leben, als ich sie im Arm hielt. Sie war genau da, wo ich nicht hinwollte. Da war kein Blick nach vorn. Es war, als ob sie in ein tiefes Loch gefallen wäre, aus dem man nicht mehr heraus könnte. Nach kurzer Zeit führte ich dann aus, was ich mir während der Fahrt vorgenommen hatte: Das Bett wurde abgebaut und weggebracht; das Zimmer wurde umgeräumt; es wurde ein Zimmer für *ein* Kind. Um mich herum nahm ich dabei nur schwach das entsetzte Schluchzen und Weinen meiner Mutter, meiner Frau und Jakobs war.

In den nächsten Tagen ließ ich keine Sätze wie „Warum denn ausgerechnet wir?“ zu. Wir lernten sehr schnell, offen über den Tod von Jana zu sprechen, weil schon am Todestag viele Freunde und Bekannte kamen. Der Tag der Beerdigung war für mich der Beginn des „nächsten“ Lebens. Ich glaube, daß ich durch meine Entscheidungen den Tod von Jana sehr schnell verdrängt habe. Nach relativ kurzer Zeit befaßte ich mich nur noch sehr selten mit dem Tod. Ich konnte ohne Schwierigkeiten weiterleben. Meine Rechnung schien aufzugehen. Aber ich hatte erneut Martina vergessen. Ihre Bilder und Eindrücke ließen sich selbstverständlich nicht abschalten. *Ich* habe nur etwas vom Tod gehört. *Sie* hat ihn gesehen und getragen. Schrecklich. Ich bin bis heute nicht in der Lage gewesen, ihr entscheidend beizustehen. Der Grund liegt auf der Hand: Zu groß waren die Gegensätze seit dem Todestag. *Ich* wollte mit aller Macht weiter hoch auf den Berg. *Sie* rutschte währenddessen immer tiefer in eine Schlucht. Und so gestaltete sich auch die Beziehung. Der Abstand und die Verständnislosigkeit wurden immer größer. Die Partnerschaft stand vor dem Scheitern. Nach nunmehr drei Jahren werden diese Abstände wieder deutlich verringert. Es macht wieder Spaß, miteinander zu leben. Aber Martina hat Erinnerungen, die sie wohl ihr ganzes Leben lang begleiten werden. Ich kann ihr keine davon nehmen.

Wenige Monate nach Janas Tod starb auch meine Mutter. Ich hatte keine Trauerenergie mehr. Ich nahm den Tod zur Kenntnis. Es war fast wie Alltag.

Aussagen von Jakob (5 **Jahre**)

Beschreibung der Familie vor dem Tod der Großmutter:

„Ich habe die Flasche getrunken. Ich habe das Bett verstellt. Früher hatte ich Angst vor der Heizung.“

Zu den Todesfällen:

„Die Oma hat immer Sonne zu mir gesagt. Nächstes Mal, wenn einer stirbt, dann haue ich alles um. Ich habe gerne mit Oma gespielt.“

„Zwanzig Jahre danach“

Erinnerungen an Thomas (4½ Jahre) – von seiner Mutter und seinen Brüdern

Vor mir liegt ein Bild: Vier Kinder schauen mich an, auf ein Bett oder Sofa gestützt, Weihnachtsfoto 1970: Thomas, vierjährig, mit seinen beiden älteren Brüdern und seiner kleinen Schwester, einem Baby. Thomas: nachdenklich und verschmitzt zugleich, den Kopf mit den blonden Haaren in seine aufgestützte Hand gelegt. Es war das letzte Weihnachtsfest von Thomas.

Mit der Mutter von Thomas bin ich seit unserer Kindheit befreundet. Ihre Kinder sind im selben Alter wie meine. Thomas war ein auffallend strahlendes und humorvolles Kind. Als er als Einjähriger zum ersten Mal operiert wurde, ahnten alle rundum eine unheimliche Bedrohung. Die Hoffnung überwog. Später, gerade als es ihm körperlich sehr schlecht ging, war er es selbst, der durch sein Wesen alle immer wieder hoffnungsvoll stimmte; noch wenige Tage vor seinem Tod erzählte er köstliche Witze. – Ich empfand Teilnahme, Hilfe und Mit-Trauer als außerordentlich schwierig. Das Gefühl, nicht das Richtige zu sagen oder zu tun, war groß. Die Erinnerung an Thomas aber ist für mich kostbar.

Ich bin dankbar, daß Thomas' Mutter und seine heute erwachsenen Brüder etwas von ihren Erinnerungen an jene Zeit aufgeschrieben haben. (R.S.)

Rückblick der Mutter

Daß unser dreijähriger Thomas sterben könnte, sterben würde, wurde mir bewußt beim Auftauchen der Metastase. Darauf war ich vorbereitet.

Daß wir alle uns auf einen Kampf einlassen mußten, wurde mir schockartig bewußt, als ich feststellte, daß unserem Thomas als Folge der Chemotherapie die Haare büschelweise ausfielen. Darauf war ich nicht vorbereitet. Es ergriff mich eine Art Schwindel aus Angst vor dieser Krankheit und der Zukunft.

Die folgenden zwei Jahre waren geprägt von solchen Gegensätzen: Information – Bangen in Ungewißheit; Hoffen – Niedergeschlagenheit; Vertrauen – Zweifel; Zorn – Unterwerfung.

Es war eine Zeit voller Anspannung. Wir Eltern, die beiden älteren Brüder, Thomas selbst, alle haben gekämpft: Kampf gegen die Krankheit, Kampf ums Überleben, das Ziel war gegeben. Zwar hatte ich dieses Ziel vor Augen, aber bald wurde mir bewußt, daß es noch eine Vielzahl anderer Aufgaben zu bewältigen galt, wie zum Beispiel in altersgemäßer Weise auf jedes der drei anderen Kinder einzugehen, das Gleichgewicht in der Familie zu erhalten, einen Alltag in „Normalität" zu führen, die neue Situation zu akzeptieren, den Ärzten zu vertrauen, Ängste abzubauen, instinktiv das Richtige zu tun, zu hoffen, auch wenn es hoffnungslos schien.

Gab es in dieser Zeit Hilfe von außen? Ja, angefangen bei Menschen, die uns in unserer Art zu kämpfen akzeptierten, die spürten, wann und wie wir ihre Gegenwart brauchten. Wir trafen verständnisvolle Fachleute, und unvergessen bleibt die ausländische Putzfrau, die die Kinderschritte im Korridor zum Bestrahlungsraum abpaßte und jedesmal eine Kleinigkeit bereithielt. In dieser Geste lag Treue und wortloses Verstehen.

Gab es auch Stolpersteine? Ja, sie haben mich verletzt, obwohl sie nie verletzend gemeint waren. So die langen Wartezeiten und die oft schlechte Information im Krankenhaus, Vergeßlichkeit der Ärzte. Verletzt wurde ich auch durch Ungerechtigkeiten gegenüber den gesunden Kindern und unbedachten Äußerungen (Thomas soll „noch" ein großes Geschenk erhalten). Kränkend waren auch Einmischungen und Ratschläge von außen, wie man es besser machen sollte.

Ich habe erfahren, daß ein Kind auf andere Art leidet, als ich gemeint habe. Auf die Chemotherapie reagierte Thomas mit großen Aggressionen. Vor der Fahrt ins Krankenhaus packte er eine Axt ins Auto, „um den Arzt zu töten". Die Axt blieb zwar im Auto, aber gegen die Verabreichung der Spritze hat er sich sehr handfest gewehrt. Erlebte man die auf die Chemotherapie folgenden Tage, waren diese Aggressionen nur zu gut verständlich. Wir erlebten Leidenstage, fühlten uns ausgeliefert an eine Macht, von der man trotzdem hoffte, sie möge hilfreich sein.

Unerwartet war aber die Reaktion auf die Bestrahlung. Wie oft wurde mir tadelnd mitgeteilt, einem kleinen Kind dürfe ein „Strahlenkoller" nicht zugemutet werden. Thomas reagierte weder depressiv noch aggressiv. Die Tatsache, daß eher ich als Mutter auf die Bestrahlung depressiv reagierte, war für mich eine tiefe Erfahrung. Leiden kann zwischen Mutter und Kind geteilt werden.

Thomas ahnte den Tod voraus. Er interessierte sich für alle bildlichen Darstellungen des gekreuzigten Jesus. In vielen seiner Zeichnungen tauchte das Kreuz auf, so in der Darstellung von Bäumen oder Schiffsmasten. Er erkundigte sich, wie ein toter Mensch aussehe, er wollte eine im Garten begrabene tote Amsel wieder ausgraben. Es war ein Interesse am Tod, aber nicht am Sterben. Der kindlich aktive Überlebenswille war viel stärker. Thomas wußte nicht, daß er sterben würde, aber er ahnte die Begegnung mit dem Tod voraus. Und wir andern? Ich wußte, aber konnte es nicht glauben, ich hoffte und glaubte an ein Wunder. Der Glaube an ein Wunder hat mir Kräfte gegeben, die ich mir vorher nicht zugetraut hätte.

Mir persönlich schien die Zeit *nach* dem Tod für die ganze Familie viel schwieriger als der Kampf gegen die Krankheit. Niemand konnte den Tod als Erleichterung oder Erlösung empfinden. Jeder von uns war beraubt worden, jedem fehlte ein Teil seiner selbst. Niemand konnte sagen, wo dieser Teil fehlte. Ich fühlte mich körperlich verstümmelt. Nun fehlte das gemeinsame Ziel.

Es gab Trauer, und ich habe erfahren, daß jeder Mensch, jedes Kind auf seine eigene Weise trauert, einsam und überfordert ist, sich unverstanden fühlt. Kann man trösten, wenn man selber traurig ist, Trost erwarten von Trauernden? Trost von Außenstehenden? Noch jahrelang schmerzte mich der Konflikt mit meinen Mitmenschen. Hatte ich das Bedürfnis, über das Erlebte zu sprechen, wollte mir niemand zuhören. Ich spürte das Zurückweichen, die Angst vor dem Thema Tod. Fragen empfand ich als theoretisch und verstummte.

Ich erlebte, daß die Tränen, die nach innen fließen, schmerzlicher sind als die sichtbaren. Diese Erkenntnis ermöglichte mir wieder ein Verstehen der Mitmenschen: Jeder, der dem Tod begegnet ist, fühlt sich so einsam wie ich.

Ich erfuhr, daß eine Familie, die mit Problemen beladen ist, in ihrem Kreis ein schwächstes Glied sucht, um die Probleme abzuwälzen. Ich war selbst ein Glied dieser Kette, verstand den Willen, von Problemen loszukommen, mußte aber auch das jeweils schwächste Glied in Schutz nehmen. Andererseits entstand in der Familie ein Gefühl der unausgesprochenen Solidarität und ein Wissen um die Verletzlichkeit des andern.

Heißt verarbeiten sich aussprechen, schweigen, zuhören, warten, verzichten, sich ändern, Verständnis zeigen, fröhlich sein, wenn man lieber traurig wäre und umgekehrt? Aus all diesen Fragen formte sich für mich wieder ein Ziel: eine gesunde Familie.

Heute lebt Thomas ganz in mir. Alle Äußerlichkeiten sind unwichtig geworden. Schmerz, Leiden, Unverständnis, Intoleranz sind Erinnerungen. Geblieben ist das Verständnis für die Überforderung der Menschen bei der Begegnung mit dem Tod und der Glaube, daß es Wunder gibt.

„Gefühle an Thomas" (Gedanken des ältesten Bruders)

Seit gut zwei Jahren arbeite ich Tag für Tag als Assistenzarzt im Spital, jetzt in einer Abteilung mit kranken Kindern aller Art und darunter im speziellen mit krebskranken Kindern. Neben dem Spitalalltag fordert dies Zeit und Engagement für die Betreuung und die Gespräche mit den Eltern und den Kindern. Dies in einer Situation, wo auch ich mich so hilflos fühle, wenn ich auch persönlich nicht betroffen bin und am Abend von der Arbeit nach Hause gehe.

In ruhigen Momenten kommen in mir Gedanken auf, Erinnerungen an früher. Vor gut zwanzig Jahren, es war genau an Ostern, ist mein vierjähriger Bruder an einer Krebserkrankung gestorben. Ich war neun Jahre alt. Mit meinem andern Bruder war ich im Wallis bei guten Bekannten geblieben, nachdem unsere Eltern die Familienskiferien abgebrochen hatten und mit Thomas, der wieder sehr krank war, ins Spital nach Zürich gefahren waren. Am nächsten Tag erfuhren wir vom Tod. Keine Details; wir waren bestens betreut. Ich wehrte mich gegen die immer wieder aufkommenden nervenden Tränen. Ich wußte es ja jetzt, aber wie und warum konnte dies geschehen? Er ist tot, er kommt nicht mehr, er atmet nicht, spricht nicht mehr. Das tut doch weh, sterben? Das Bett ist jetzt leer, sein Platz am Tisch wird leer bleiben. Am nächsten Tag schon, glaube ich, war ich einigermaßen gefaßt und mußte nicht mehr weinen. Da kamen die Eltern und wir fuhren nach Hause. Jetzt gab es viel zu organisieren, Blumen pflücken, Anzeigen verschicken, die Beerdigung. Ja, so wie ein Fest mit vielen Leuten – ohne etwas zu feiern. In der Halle dann noch einmal die lästigen Tränen.

Dann ist alles vorbei, die Schale mit dem Unfaßbaren im Grab. Der Alltag geht normal weiter. In der Schule werde ich, was ich gar nicht schätze, manchmal darauf angesprochen, denn es hat in der Zeitung eine Anzeige gehabt. Das geht die gar nichts an! Meine Eltern bekommen noch viele Telefonanrufe, wie entsetzlich traurig das sei, daß es aber auch besser so für ihn wäre... Aber, was hilft das? Für mich ist das Ganze vorbei. Wir gehen oft zum Grab, ich gehe gerne mit, es ist nicht schlimm. Es ist schön zurückzudenken, obwohl es natürlich schöner wäre, wenn er weiter unter uns hätte sein können.

Von der Zeit der Krankheit habe ich die vielen Behandlungen mitbekommen. Sie haben Thomas haarlos gemacht; er hatte ein Kreuz für die Bestrahlung auf der Brust. Daß er vom Tod bedroht war, habe ich nicht realisiert, hatte keine Angst. Ganz auf einen Schlag ist es dann geschehen, er hatte Atemnot wie auch sonst schon, diesmal war's zuviel. Er ist gegangen. Alles viel zuviel auf einmal, unfaßbar. Doch dann ging es irgendwie weiter ohne ihn. Wir haben gelegentlich darüber gesprochen. Ich weiß die Diagnose nicht. Das ist meine private Erinnerung.

Meine Erinnerungen an den Tod meines Bruders Thomas (Gedanken des zweiten Bruders)

Als mein Bruder „in den Himmel fuhr", stand ich kurz vor meinem siebten Geburtstag. Mit der Formulierung „in den Himmel gefahren" wurde mir der Tod meines Bruders, der zwei Jahre jünger war als ich, von einer Bekannten der Familie mitgeteilt, bei der mein älterer Bruder und ich in den Ferien weilten. Am Telefon sprach ich auch mit meinen Eltern, an den Inhalt des Gesprächs erinnere ich mich nicht mehr, aber noch heute spüre ich die tiefe Trauer dieses Momentes.

Ich kann mich nicht daran erinnern, daß ich von meinen Eltern auf diesen Moment vorbereitet worden bin. Aber meine Eltern haben mich wahrscheinlich doch vorbereitet, denn ich denke, ich wüßte noch darum, wenn mich die Nachricht vom Tode meines Bruders wie einen Ahnungslosen überrascht hätte. Immerhin mußte mein Bruder sehr oft zum Arzt oder ins Spital. Trotzdem realisierte ich nie wirklich, an was für einer Krankheit er litt. Wahrhaben, daß er todkrank war, wollte ich sicher nicht.

Nach dem Tod meines Bruders durfte ich Fragen über den genauen Hergang, das Verhalten meiner Eltern gegenüber ihrem toten Kinde, das Aussehen meines Bruders etc., aber auch über das „Totsein" stellen. Wie oft meine Eltern das Gespräch auf solche Themen lenkten, weiß ich nicht mehr. Die Fragen von uns Kindern wurden aber bereitwillig und zum Teil wohl wieder und wieder beantwortet. Auslöser für solche Gespräche waren häufig die Friedhofbesuche, die wir wenigstens am Geburts- und Todestag meines Bruders, an Adventssonntagen, an Weihnachten und sonst noch einige Male im Jahr unternahmen.

Das Familienleben änderte sich für mich vor allem dadurch, daß alles, was wir Brüder früher zu dritt unternommen hatten, wir nun zu zweit machen mußten. Meine Schwester war mit ihren sechs Jahren Altersunterschied zu mir doch einfach noch zu klein für unsere Spiele. Neben diesem, für mich damals wichtigsten Punkt, hat sich nach meiner Erinnerung unser Familienleben nicht stark verändert. – Mit der Zeit wurde weniger oft über den Tod meines Bruders gesprochen, ohne daß dies zu einem Tabu-Thema geworden wäre. Auch die Friedhofbesuche wurden seltener. Heute noch gehört aber zur Weihnachtsfeier bei meiner Großmutter, daß wir vorher meinen toten Bruder besuchen.

Mit einem Bein in der Ewigkeit

Nach dem Krebstod von Christian (7Jahre) –
Träume, Visionen und Briefe seiner Mutter

Eine Frau, die vor sieben Jahren ihren 7jährigen Sohn nach kurzer Erkrankung an einem Gehirntumor verlor, schrieb mir kürzlich einen Brief. Sie hatte gehört, daß ich mich mit den spontanen Zeichnungen schwerkranker Kinder beschäftige, und wollte meine Gedanken zu den Bildern ihres Sohnes hören, die dieser in seinen letzten Lebenswochen gezeichnet hatte. Wir trafen uns und sprachen über die Bilder. Hierbei erinnerte sie sich intensiv an eigene Erlebnisse und Phantasien aus jener Zeit als Christian starb. Neben seinen Eltern hatte Christian noch einen drei Jahre älteren Bruder und eine drei Jahre jüngere Schwester, um die er sich manchmal wie ein Vater kümmerte. (K.K.)

Christians Mutter erzählt

In der Samstagnacht vor dem zweiten Kirchgang nach dem Tode Christians hatte ich jenen wunderschönen Trost-Traum, von dem ich Ihnen erzählt habe: Ich war wieder zusammen mit meinem geliebten Kinde und war unendlich glücklich. Wir waren an einem wunderschönen See, umgeben von alten Bäumen und herrlichen Blumen. Wir entkleideten uns und schwammen zusammen in dem See, der so herrlich warm war, und das Schwimmen war ganz leicht, das Wasser schien uns fast zu tragen. Christian war dicht neben mir, sein Kopf war fast unter dem Wasser. Ich fragte besorgt: „Kannst du so schwimmen?" Er antwortete lachend: „Ja, ganz gut!" Ich erzählte Ihnen ja schon, daß der von mir so gefürchtete Kirchgang dann gar nicht schlimm war, daß ich immer noch die Wärme spürte vom Bad im warmen See und ich mich ganz wohl fühlte.

Übrigens möchte ich Ihnen an dieser Stelle noch von etwas Ähnlichem berichten. Bei der Abdankungsfeier (Beerdigung) von Christian, vor der ich mich so gefürchtet habe, sah ich die ganze Zeit neben dem toten

Körper von Christian, den lebendigen Christian auf und ab hüpfen wie ein Gummiball, lachend und singend, wie er es zu Lebzeiten so gerne tat.

Dann möchte ich Ihnen noch von meiner Vision berichten: Fünf bis sechs Wochen nach dem Tode unseres Kindes trat ich am Nachmittag in den Garten hinaus (ich habe übrigens in diesem Moment nicht an Christian gedacht). Plötzlich sah ich Christian über die Steine springen, sein Körper war etwas durchsichtig, er rannte an mir vorbei in seiner typischen Art, und diese wunderbare Begegnung hat mir den Glauben an ein Weiterleben nach dem Tode gegeben.

Bestimmt bemerken Sie auch, wie durch meine Träume und Visionen Christian für mich zurückkehrte! Ich habe Ihnen ja auch davon erzählt, wie ich Gott bat, wie ein Kind: „Bitte, schenk mir mein Kind wieder!" Getreu dem Bibelwort: „Bittet, so wird euch gegeben!" –

Nach dem Tod eines Kindes ist eine Mutter mit einem Bein auch in der Ewigkeit (mit dem Herzen sowieso). Es ist, als sei man selber gestorben, irgendwie hat man eine Nahtoderfahrung gemacht und ist deshalb auch so „offen" für die unsichtbare Welt.

Ganz eigenartig war zum Beispiel für mich, daß ich einige Monate nach dem Tod abends und nachts immer von einem goldenen Punkt begleitet wurde, wenn ich draußen war. Ich erinnere mich, wie wir eines Abends auf Besuch fuhren und der goldene Punkt immer mitfuhr mit unserem Auto, stehenblieb in der Dunkelheit vor dem Haus, und als wir wieder nach Hause gingen, war der Punkt immer noch am gleichen Ort.

Man ist auch offen für tröstliche Musik. So war zum Beispiel Verdi's Traviata ein großer Trost für mich mit dem gewaltigen Schluß, wo die sterbende Kameliendame singt: „Ich *lebe!*"

Großen Trost holte ich, wie ich Ihnen sagte, in der Natur mit ihrem ständigen Wechsel und Wiederkehren, wenn es auch immer wieder neu schmerzt, daß im Frühling die Blumen und Blätter wieder grünen und blühen und das verstorbene Kind nicht mehr wiederkehrt, so wie früher. Viel Trost holte ich aus unzähligen Büchern, unter anderem auch aus dem einfachen Kinderbuch von Regine Schindler „Pele und das neue Leben", das eigentlich unsere Kinder geschenkt bekamen.

Ich muß es noch einmal niederschreiben: Christian lehrte mich, wie man leben und sterben sollte. Ich werde ihn immer vermissen, aber ich bin ihm sehr, sehr dankbar für seine Lebens- und Sterbensweisheit.

Er lebte, vor allem in der letzten Zeit, ganz in Harmonie mit uns, mit allen Menschen, die er kannte, mit den Tieren und der Natur. Er hatte nie unmögliche Wünsche, aber er lebte trotzdem sehr intensiv und stets im Jetzt! Er beendigte immer alles, bevor er etwas Neues anfing. Er war fröhlich und bescheiden und fürchtete sich vor gar nichts (außer vor dem Donner beim Gewitter!!).

Uns verband eine große Liebe; wir verstanden uns ohne Worte. Christian war ein ganz besonderes Kind; dies spürten alle, die ihm begegneten; immer wieder wurde uns dies gesagt!

Der Tod konnte die Bande der Liebe nicht zertrennen, und ich hoffe so sehr, daß Christian dies auch spürt! (Aber eben, vielleicht hat er dies dort, wo er jetzt ist, gar nicht mehr nötig!)

Aus den Briefen an Christian, die seine Mutter in ihr Tagebuch schrieb:

Dez. 84: Wußtest Du es, daß Du bald für immer von mir gehen würdest, weil Du mir am Morgen, wenn Du zur Schule gingst, so viele viele Male „Tschau" gerufen hast und gewunken und Küßchen geschickt hast, bis Du mich nicht mehr sahst? Liebling, komm wieder zu mir heute nacht im Traum wie letzte Nacht, als wir zusammen geschwommen sind in einem wunderbaren warmen See und alles so leicht und warm war um mich herum.

Februar 85: Ich muß seit zwei Tagen auch immer daran denken, wie Du gestaunt hast, als Du am letzten Morgen aus meinem Bett aufgestanden bist. Obwohl Dein Auge und Augenlid so krank aussah, war ein solcher Friede und ein solches Strahlen auf Deinem Gesicht! Du warst auch so rasch, Du bist so schnell die Treppe hinaufgegangen und bist links gegen Deinen Türpfosten gestoßen. Du hast auch noch ein Auto mit Düsen gebastelt. Ebenfalls gestrahlt hast du, als Du nach dem Mittagessen gegen die Couch gezeigt hast; ohne ein Wort hast Du mir bedeutet, daß Du müde seist. Auch im Spital und im Krankenwagen warst Du gar nicht ängstlich, Du suchtest meinen Blick, meine Hand und meine Nähe, und Du selber hattest irgendwie Frieden, wenn ich und Papa nur bei Dir waren, alles andere störte Dich nicht groß. Ich werde Deinen tiefen, lieben, so wissenden Blick nie vergessen, als Du schon im Krankenwagen lagst und Du mich mit Deinem letzten Blick batest, ganz nah bei dir zu sein. Dieser Blick soll uns verbinden über Zeit und Raum.

Ich bete, auch in meinem Herzen soll Friede einkehren wie bei Dir, bis auch ich für immer einst mit Dir zusammen sein werde bei Gott!

Ich möchte ja auch so gerne mit kindlichem Glauben einfach glauben, daß Du es viel schöner hast, als wir überhaupt uns vorstellen können, und daß jetzt der liebe Gott für Dich viel besser sorgt als Papa und ich je für Dich hätten sorgen können. Ich bete jeden Tag um diesen Glauben.

Auch Isabelle vermißt Dich so sehr, und sie träumt auch von Dir. Weißt Du, wenn ich Isabelle zusehe, wie sie jetzt so schön spielt, ganz allein, dann denke ich auch, daß bestimmt Du bei ihr bist und sie beeinflußt. Du hast Dich ja so sehr gefreut, daß Isabelle bald älter wird und mit Dir spielen kann. Nun müssen wir uns halt damit zufrieden geben, daß Du geistig miterleben kannst, wie Dein Schwesterchen sich entwikkelt. Auch wenn sie mich tröstet und die Ärmchen um mich legt, habe ich immer das Gefühl, daß auch Du mich tröstest und die Ärmchen um mich legst.

Wenn wir spazieren gehen, so sehe ich Dich immer mit Deinem Velo vorausfahren, und so wie Du uns immer vorausgefahren bist, so bist Du nun allen vorausgegangen zu Gott in ein ewiges Leben. Ich hoffe so sehr, daß mein Papa Dich dort empfangen hat und Dich dort behütet und Dir dort alles erklärt und ihr es dort wunderschön habt.

Mai 85: Mein innig geliebtes Kind, ich möchte einmal einige Dinge aufschreiben, die mir merkwürdig vorkamen und mir irgendwie Angst machten, als Du krank warst. Nachdem Du jetzt von uns gegangen bist und ich viel gelesen habe von Elisabeth Kübler-Ross, muß ich annehmen, daß Du ein inneres Wissen hattest, daß Du uns verlassen würdest und es uns symbolisch mitteilen wolltest.

1. Du hattest keine Wünsche an Weihnachten, und zu Deinem Gotti (Patin) sagtest Du, sie müsse das „Spiel des Lebens“ noch nicht kaufen (sie mußte es ja dann auch retour bringen).

2. Du warfst in den letzten Tagen oft Dein geliebtes Bärli in die Luft, Du hast dazu gestrahlt und gesagt, das Bärli müsse noch fliegen lernen.

3. Nachdem der Samichlaus (Nikolaus) dagewesen war, hast du ganz erleichtert gesagt: „Jetzt bin ich froh, daß der Samichlaus dagewesen ist!“

4. Du hast ganz heftig protestiert, als ich Hansi (den Wellensittich) zu Oma weggeben wollte.

5. Du wurdest ganz plötzlich schnell in der Schule, Du warst so glücklich und stolz, daß Du plötzlich zu den Schnellsten, vor allem beim Schreiben, gehörtest.

6. Du wurdest so rücksichtsvoll mir und Isabelle gegenüber. Du wolltest uns noch zuliebe tun, was Du konntest. Du warst so sehr darauf bedacht, daß ich am Mittag Ruhe hatte, hast mir immer wieder beteuert, wie fest gern Du mich hattest, und Isabelle wolltest Du noch so viel lehren.

7. Am letzten Tag machtest Du mit den kleinen Lego ein Auto mit Düsen.

Vielleicht sind alles nur Zufälle, vielleicht viel, viel mehr. Eines ist sicher: Trotz der Verschlechterung Deines körperlichen Zustandes wurdest Du immer ruhiger, und es war ein Friede um Dich herum, und auf Deinem Gesichtchen lag ein eigentümliches Strahlen.

„Oben im Himmel ist der Stefan“

Die Glaubenswelt eines todkranken Jungen –
die Reaktionen seiner Brüder

Siebzehn Jahre ist es her, daß Stefan nach langen wechselvollen Leidensjahren mit 9 Jahren an akuter lymphatischer Leukämie starb. Damals war ich der Kinderarzt, der Stefan in der Klinik behandelte und auch die Eltern und die beiden Brüder begleitete. In der schwersten Zeit der Krankheit und den Wochen danach entstand zwischen dieser Familie und mir eine Art Schicksalsgemeinschaft, die diese siebzehn Jahre überdauert hat. Heute erinnert sich Stefans Mutter sehr intensiv an jene Zeit. Hier ist ihr Bericht, daneben meine Erinnerungen an Äußerungen der beiden (jüngeren) Brüder. (K.K.)

Stefans Mutter berichtet

Stefan fand eine riesige Kraft in seinem Glauben. Jesus bedeutete alles für ihn, in ihn setzte er alles Vertrauen. Alles hatte er von Jesus erwartet, auch daß er gesund werde. Als in der Schule die Katechetin die Kinder unterwies, wie sie beten sollten, meldete sich Stefan: „Kann ich nicht einfach frei mit Jesus reden, was mir gerade einfällt?“ Diese Frau sprach noch Jahre später von den glänzenden Augen, die Stefan bekam, als er dies sagte. Wenn wir mal ins Spital fahren mußten, waren da oft viele Ampeln auf Rot, und wir mußten anhalten. Einmal aber waren alle Ampeln grün. Dazu sagte Stefan dann: „Ich habe zu Jesus gebetet, daß die Ampeln alle grün werden.“

Er war bereit (in den Tod) zu gehen, wollte dies aber nicht alleine tun. Ich sagte ihm dann, die Großmutter (die schon im Himmel war), sei eine ganz lustige, mit ihr werde er es gut haben. Am andern Tag sagte er dann: Er habe zu Jesus gesagt, er solle die Großmutter grüßen (als wolle er sich den Weg zum Himmel vorbereiten). Es gab keine Geheimnisse zwischen ihm und uns Eltern: Er wußte immer alles, was auch wir wußten. Von der heiligen Kommunion hatte er erwartet, viel

Kraft zu bekommen. Zur Probe ist er danach manchmal auf einen Baum geklettert, um zu testen, ob er Stärke bekommen habe. Er kam dann meistens ganz zufrieden vom Baum wieder herunter. Nur einmal hat er gesagt: „Heute hat mir Jesus nicht geholfen." Als ich einmal über Kopfweh klagte, wollte mir Stefan folgendermaßen helfen: „Ich habe zu Jesus gebetet, daß ich (Stefan) dein Kopfweh bekäme."

Während eines schweren Krankheitsrückfalles, kurz vor seiner letzten Weihnacht, erhielt er die Kommunion zu Hause. Er hatte dabei die feste Erwartung, nun wieder gesund zu werden. Das hat mich so bewegt!

Stefan war immer so mutig, auch in der schwersten Zeit der Krankheit. Wenn ich mal Angst zeigte, sagte er mir spaßig und zugleich ermutigend: „Du Angsthase!" Dabei wußte er doch...! Noch in den letzten Tagen seines Lebens hat er zu Jesus gebetet, er dürfe ihn (den Stefan) leiden lassen, soviel er wolle, nur solle er ihn doch am Ende wieder gesund werden lassen. Kurz vor dem Sterben wurde Stefan unruhig. Der Vater, der bei ihm war, sagte: „Ich bin da, Mami ist da, und Jesus ist nun auch mit dir." Er widersprach: „Jesus ist *immer* mit mir!" Ganz zum Schluß sagte Stefan zu mir: „Ich gehe jetzt, aber du mußt versprechen, daß du nicht traurig bist." Ich habe mich nicht immer daran halten können. Manchmal habe ich schreien müssen vor Verzweiflung.

Die Beerdigung war so beeindruckend. Ich zog mir dafür ein ganz schönes, fröhliches Kleid an. Die Sonne schien, es kamen sehr viele Freunde, trotz der Ferien auch viele Kinder. Die Krankenschwestern brachten Blumen. Ein Vogel kam hergeflogen zwischen den vielen versammelten Leuten, er hielt eine Weile an über dem Sarg, genau in dem Moment, als er gesenkt wurde. In jener Zeit haben wir viel neue Kraft geschöpft. Unglaublich, wie wir das überstanden haben!

Erinnerungen des Kinderarztes

In seinen letzten Lebenstagen zeichnete Stefan in Gegenwart seiner Mutter ein Bild, das heute noch von seinen Eltern wie ein Vermächtnis aufbewahrt wird. Es zeigt unten Stefan im Spitalbett neben seiner Mutter, beide betend, oben den lieben Gott, von Mond und Sternen umgeben. Wochen nach seinem Tod haben wir das Bild wieder gemeinsam betrachtet. Dabei gestand mir die Mutter unter Tränen: „Stefan hat uns viel mehr gegeben, als wir ihm geben konnten." Ich war tief beeindruckt von der inneren Haltung und Stärke dieses sterbenden Kindes, womit er mir eine Orientierung und einen Halt gab, um seine Familie trösten und später auch andern Kindern und Familien helfen zu können.

Mich beschäftigte damals, wie die beiden jüngeren Brüder auf den Tod von Stefan reagierten. Allzulange, so schien mir, mußten sie im Schatten des kranken Bruders und seines Schicksals stehen. Der Kleinere der beiden äußerte: „Es ist wunderbar, daß Stefan im Himmel beim lieben Gott ist. Aber jetzt soll er doch wiederkommen." Wie lebendig für ihn die Gegenwart seines Bruders geblieben ist, zeigt eine Zeichnung – kurz nach dem Tod von Stefan gemacht – mit seinem Kommentar dazu: „Oben im Himmel ist der Stefan, neben dem lieben Gott, er schaut mir zu, wie ich jetzt zeichne!' Fröhlich lächelnd winkt Stefan von oben herab. Ivan selbst winkt von unten zurück, seinen Blick nach oben gerichtet. Ganz links am Rand, wie um die Ecke schauend, sieht man die Köpfe der Eltern und des Bruders Christian. Ivans Interesse, ja Faszination, für seinen Bruder im Himmel (oder war es Neid?) wurde später so übermächtig, daß er selbst sterben wollte, zum großen Schrecken der Eltern. So überquerte er einmal sehr gefährlich eine stark befahrene Straße, die Mutter hielt ihn erschrocken fest. Ivan meinte dazu nur, er wolle ja sterben, um dann bei seinem Bruder im Himmel zu sein! Ivan hatte nach Stefans Tod von einem Tag auf den andern mit seinem langjährigen Bettnässen aufgehört, begann aber jeweils prompt von neuem, wenn ich der Familie einen Besuch abstattete. Das gab mir einen Hinweis, welche unaussprechliche Last ihm die lange Krankheit des Bruders bedeutet haben mußte. Seine Eltern vertrauten ihn mir damals zur Psychotherapie an.

Christian (damals 7) hat nach dem Tod des Bruders einen Monat lang nicht über das Geschehen sprechen können. Nach einigen Wochen malte er ein Bild, über das er dann doch sprechen konnte: Da war ein Bach, auf dem einen Ufer stand er (Christian) mit einer Angel, auf dem anderen drüben (hier sprach er stockend) sei sein Bruder Stefan. Christian fragte damals: „Wieso hat Gott den Stefan nicht gesund gemacht, wo er doch die Macht über alles hat?" Wie sein Bruder und seine Eltern hat auch Christian einen Grund gesucht, warum Stefan sterben mußte. Er stellte sich vor: „Stefan kann im Himmel vielleicht besser helfen, daß wir gute Menschen werden."

So schmerzlich der Tod für die ganze Familie, besonders für die Eltern war, er brachte die lange vermißte Ruhe ins Haus. Das Begleiten des sterbenden Kindes und das nicht nachlassende Hoffen und Bangen hatte die Eltern während Monaten in Atem gehalten. Nun war das vorbei. Die zwei kleinen Brüder rückten wieder deutlicher ins Blickfeld der Eltern. Die vier Hinterbliebenen kamen sich näher, um gemeinsam den Verlust zu tragen. Es war eine intensive Notgemeinschaft entstanden. Für Ivan wurde das Bettnässen überflüssig, zumindest vorübergehend.

In den Wochen nach Stefans Tod verbrachte ich einige Abende mit seinen Eltern bei ihnen zu Hause. Nachdem sie durch Stefans Zeichnungen gelernt hatten, seine inneren Erfahrungen besser zu verstehen, vertieften wir uns in Hunderte weiterer Bilder, die aus allen Ecken der Wohnung zum Vorschein kamen. Bei diesen Begegnungen, die manchmal bis spät in die Nacht dauerten, waren wir bewegt und betroffen vom Gehalt dieser Bilder.

„Papi durfte sterben“

Eine Mutter und zwei Kinder berichten

Andrea kam zu mir, weil sie einen Gesprächspartner brauchte: Ihr Mann Marc war seit zwei Jahren krebskrank, und sie konnten nicht zusammen über die Krankheit reden. Ihre beiden Kinder Chris (14) und Tobias (11) litten sehr unter der Situation. (L.J.)

Andrea erzählt ein Jahr nach dem Tod ihres Mannes

Schon als junges Mädchen stellte ich mir den Tod eines geliebten Menschen als etwas wahnsinnig Schmerzhaftes vor. Ich brachte ihn immer in Verbindung mit meinem Vater, und wenn ich mir vorstellte, daß er eines Tages sterben würde, wünschte ich mir, ganz alleine im Wald zu wohnen, keinen Menschen zu kennen, damit mir dieses Leid erspart bleiben würde. Komischerweise dachte ich, daß mein Vater dasselbe für mich empfinden müsse. Dann, als ich Marc liebte, kamen diese Angstgefühle öfters und noch stärker, jetzt für ihn. Er trat an die Stelle meines Vaters. (Mein Vater starb mit 78; ich habe von ihm „gefaßt“ und mit einer versöhnlichen Trauer Abschied genommen.)

Erst als wir Kinder hatten, verschwand die Vorstellung des unüberwindbaren Schmerzes, denn nun hatte ich noch Kinder, die eine Zukunft boten.

Um Marc hatte ich aber immer wieder große Angst. Die Gefahr sah ich im Auto oder aber in einem Herzinfarkt.

Diese Angst war nicht unbegründet, starb er doch mit 48 Jahren und überließ mir unsere zwei Buben samt einem Geschäft.

Die Monate vorher hatten uns bereits eine harte Wirklichkeit erleben lassen, und wir alle waren von der Situation überfordert. Tobias war eher still. Chris explodierte und bewarf seinen Vater mit harten Worten. Dies hatte auch seine gute Seite. Wir konnten alle zusammen weinen, Fehler zugeben und einander trösten. Ich erlebte die Kinder nie verzweifelt, sie waren aber sehr bedrückt.

Marc starb an einem Samstagmorgen im Spital. Wir saßen die letzten zwei Stunden bei ihm, wir brauchten uns alle sehr. So war es auch die erste Zeit danach. Wir hielten einander aufrecht, und durch alles Traurige hindurch wußten wir, daß unser Leben weitergeht. Dank den Kindern war mein Dasein nicht sinnlos geworden. Der Druck der Angst, der mich zeitweise lähmte während seiner Krankheit, war gewichen, und dies empfanden auch die Kinder als Erleichterung. Für sie war es: Papi „durfte“ sterben und nicht „mußte“.

Oft staunte ich, mit welcher Leichtigkeit nach außen sie diesen Verlust trugen, aber es tat mir auch weh. Wie sie aber wirklich empfunden haben und noch empfinden, weiß ich nicht. Habe ich Signale übersehen und überhört, weil ich zu fest mit meinem eigenen Schmerz zu tun hatte und auch im Geschäft voll beansprucht wurde?

Ein Jahr später scheinen sie zwei „normale“ Buben zu sein. Mir gegenüber sind sie nicht netter und nicht frecher geworden. Wenn ich schlechte Zeiten hatte oder noch habe, reagieren sie sehr sensibel, und beide versuchen auf ihre Art, mich fröhlicher zu stimmen. Wir haben eine starke Zusammengehörigkeit entwickelt. Ich habe nicht das Gefühl, daß sie „arme“ Kinder sind, wie man es oft hört in solchen Situationen.

Nach einem Jahr kann ich mich in der Öffentlichkeit wieder frei bewegen, ohne zu glauben, die Leute sähen mich nur als halbe Person. Ich ertrage es auch wieder, Paare mit und ohne Kinder an mir vorbeigehen zu sehen. Vielmals kommen mir dann Erinnerungen, die meine große Liebe zu Marc wachrufen, aber nicht mehr schmerzen, sondern wohltun.

Kurz nach seinem Tod stieß ich auf den Spruch: „Gott schenkt uns Erinnerungen, damit wir Rosen haben im Winter.“ Er paßt zu meinen Gefühlen und ich glaube, wenn man nach einem mehrheitlich schönen Leben einen geliebten Menschen verliert, muß man nicht unendlich trauern. Es akzeptieren, ihn freigeben und in guter Erinnerung behalten, kann das Bittere lindern.

Andreas Kinder, die ich ebenfalls regelmäßig gesehen habe, habe ich anhand von vier Fragen gebeten, mir ihre Sichtweise zu verdeutlichen:

1. Wie war es vor dem Tod in eurer Familie?

2. Um den Tod herum...?

3. Nach dem Tod...?

4. Heute?

Chris (14 Jahre)

1. Bis Papi krank wurde, war bei uns alles „guet". Als Papi krank wurde und ich wußte, wie nah der Tod war, war ich froh, daß er bei uns sein konnte.
2. Im Spital in Italien hatte ich großes Heimweh nach ihm, hier in der Schweiz dann nicht mehr so, weil ich wußte daß er gut aufgehoben ist. Als er sterben durfte, war ich froh, daß er nicht länger mehr hier bleiben mußte. Bei einem Besuch im „Totenhüsli" berührte ich Papi, er war ganz kalt. Ich erschrak, und es tat weh. Zu Hause war es still und ruhig. Es war zu Hause einsam, weil Papi fehlte. Ich war froh, daß Mami hier war.
3. Papi fehlte immer noch, aber man wurde abgelenkt und mußte nicht immer daran denken. Nach den Ferien ging ich gerne in die Schule, weil ich die Kollegen (Freunde) wieder sehen konnte.
4. Jetzt geht es wieder gut, ich habe mich daran gewöhnt, daß Papi nicht mehr hier ist. Manchmal habe ich Heimweh nach ihm, ich hätte ihn gerne wieder zurück, dann denke ich, wie es wäre, wenn wir unseren Papi wieder hätten.

Tobias (11 Jahre)

1. Papi war während seiner Krankheit nie gut gelaunt, er hat viel geschimpft.
2. Es ist schlimm, daß man einen Menschen leiden sehen muß. Als Papi starb, war ich ganz traurig und hatte nach nichts Lust. In die Leichenhalle ging ich nicht gern, hatte aber auch keine Angst, ich ging dorthin, weil die anderen auch gingen. Es tat mir wohl, nochmals zu Papi gehen zu können. Als Papi begraben war, war es eine Erlösung.
3. Nachher spielte ich gerne mit meinen Kollegen. Ich spürte immer wieder die Erlösung.
4. Irgendwie hat man sich daran gewöhnt.

„Ich hatte keine Lust, mich schön zu machen“

Zwei Mädchen verarbeiten den Tod ihres Vaters

Friederike und Sophie sind zehn und dreizehn Jahre alt, als ihr Vater am 23. Dezember nach kurzer schwerer Krankheit stirbt. Obwohl das Leben mit der liebevollen Mutter und dem verantwortungsbewußten älteren Bruder harmonisch weitergeht, wird das Fehlen des Vaters als schwere Last empfunden. Zwei Jahre nach dem Tod des Vaters schreiben die beiden Töchter einen Aufsatz über das einschneidende Ereignis: Friederike beschreibt ihre traumartige Reaktion auf den Tod des Vaters. Sophie erfindet ein Märchen, in dem nicht der Vater, sondern „ein kleines Mädchen“ stirbt: Ausdruck von Trost, vielleicht aber auch die Erkenntnis, daß das „kleine Mädchen“ in ihr damals tatsächlich gestorben ist? (R.S.)

Vor dem Spiegel (Friederike, 12 Jahre)

Es ist Ende Dezember 1988, draußen ist es bitterkalt, der Schnee glänzt im Mondlicht. Ich sitze nachdenklich vor dem großen Spiegel im Schlafzimmer. Meine trüben Gedanken von den letzten Tagen ziehen in Bildern, wie in einem Kino, an mir vorbei. Ich weiß nicht, wie ich Weihnachten überstanden habe. Ich hatte seit diesem traurigen 23. Dezember alles vergessen. Ich schaue mich im Spiegel an, meine Kleider hängen an mir herunter, ich habe keine Lust, mich irgendwie schön anzuziehen. Ich achte nicht weiter darauf, meine Augen wandern nach oben zu meinem Gesicht. Ich starre mein eigenes Gesicht an, meine Augen sind traurig und haben tiefe Ringe darunter. Ich habe die letzten Nächte nicht gut geschlafen und viel geweint.

Das Heulen von einem hungrigen Wolf holt mich in die Wirklichkeit zurück. Ich nehme meine Winterjacke, ziehe einen Schal an und gehe in die klirrende Dezembernacht hinaus. Der Schnee unter meinen Füßen knirscht. Ich gehe gedankenverloren durch die stillen Straßen und achte auf nichts. Ich weiß nicht, wie es gekommen ist, plötzlich stehe ich wieder vor unserem Haus. Ich schließe die Tür auf, trete ein und ziehe Jacke und Schal aus. Ich setze mich wieder vor den Spiegel und sehe mir noch einmal ins Gesicht. Der traurige Ausdruck in meinen Augen ist geblieben, doch meine Backen sind leicht gerötet von der Kälte. Ich beginne wieder zu überlegen, mein innerer Film beginnt wieder zu laufen, dort, wo er vorher unterbrochen worden ist. Was sollen wir machen, wir sind allein, auf uns selber angewiesen. Das nächste Jahr wird schwer für uns werden. Ach, im Februar habe ich ja Geburtstag. Ich freue mich nicht darauf, ohne Papa kann ich mir ein Fest nicht vorstellen. Alles würde öde wirken ohne ihn. Ich kann mir nicht vorstellen, wie ich das nächste Jahr überleben soll ohne meinen Vater.

Wolke (Sophie, 15 Jahre)

Einst lebte ein kleines Mädchen in einem sehr abgelegenen Landhaus. Das Haus war riesig, kalt, düster und beängstigend; jedenfalls aus der Sicht eines Mädchens, das sich viel einbildet und noch träumen kann. Um dieses Haus aber war sehr sorgfältig ein parkähnlicher Garten angelegt. Täglich wurden die Kieswege, die so schön knirschten, wenn man darüberging, rannte oder hüpfte, von einem mürrischen alten Gärtner, der wie ein runzliger Apfel aussah, geharkt. Derselbe Mann goß die Lilien und mähte den Rasen. Den Garten liebte er, doch mit Menschen konnte er nichts anfangen, schon gar nicht mit Kindern.

Deshalb ging ihm auch Anna, so hieß das Mädchen, aus dem Weg.

Anna war ein bleiches, spindeldürres, kränkliches Kind. Einmal hatte sie gehört, wie der Arzt zu ihren Eltern sagte, daß sie kaum noch lange leben werde. Seitdem fürchtete sie sich sehr vor dem Sterben. In alten Büchern hatte sie Bilder vom Fegefeuer und von der Hölle gesehen; es war ja möglich, daß auch sie dorthin kommen würde.

Annas Vater war Forscher, also meistens unterwegs; ihre Mutter hatte so viel mit dem Haus zu schaffen, daß Anna den ganzen Tag alleine war. Sie konnte sehr gut alleine spielen, sich Geschichten ausdenken oder mit einer nicht vorhandenen Person sprechen. Manchmal aber, wenn sie auf der Wiese unter der Birke im abgelegensten Winkel des Gartens lag und den Wolken, die vorbeizogen, zuschaute, dann sehnte sie sich doch sehr nach einem lebendigen Spielgefährten.

An einem warmen sonnigen Sommertag lag Anna, wie schon oft, unter der Birke und blinzelte durch die Blätter zum Himmel hinauf. Heute waren die Wolken besonders schön und vielfältig. Eine sah aus wie ein Schaf, die andere wie ein Raubvogel, der im nächsten Augenblick hinunterstößt, um seine Beute zu packen.

Dann zog aber plötzlich eine ganz besondere Wolke vorüber. Sie war dick, weiß und gemütlich, sah aus wie ein richtiger Riese, wie so einer, den Anna aus dem Märchen kannte. Sie seufzte schwer und dachte: „Ach, könnte ich dich doch bloß vom Himmel holen." Wieder einmal wurde ihr ihre Einsamkeit bewußt. Um das komische Gefühl der Trauer zu verdrängen, überlegte sie sich, was sie mit dem Riesen spielen würde. Ihre Gedanken wurden plötzlich von einer sanften, brummigen Stimme unterbrochen: „Guten Tag, kleine Anna, du hast mich gerufen, was willst du von mir?"

Neugierig drehte sie sich um und bekam den größten Schrecken ihres Lebens: Da stand doch tatsächlich der Riese, den sie eben noch als Wolke am Himmel gesehen hatte. Seine fußballgroße Knollennase und seine riesigen Pranken ließen sie wie Espenlaub zittern. Sollte sie fliehen? Nein, er war bestimmt schneller, und dann würde er sie packen und mit geübtem Griff zerquetschen. Sie blieb also zitternd stehen und wartete, was geschehen würde. Da aber überhaupt nichts passierte und sie immer noch unversehrt lag, hob sie ganz langsam und vorsichtig ihren Blick zu seinem Gesicht. Der Riese lächelte und sagte: „Du brauchst dich nicht zu fürchten, ich tue dir nichts."

Immer noch skeptisch murmelte Anna: „Bist du gekommen, um mit mir zu spielen? Wie heißt du denn?" Jetzt war das Eis gebrochen und Anna konnte ihre Neugierde kaum noch im Zaum halten. Sie wollte einfach alles wissen.

„Komm, komm, setzen wir uns erst einmal wieder hin, dann erzähle ich dir alles."

„Du mußt aber aufpassen! Wenn dich meine Mutter findet, jagt sie dich bestimmt fort!"

„Nein, sie kann mich gar nicht sehen. Nur Menschen, insbesondere Kinder, mit sehr viel Phantasie können mich und meine Freunde sehen", beruhigte sie der Riese.

„Weißt du, Anna, jeder Mensch hat seine Wolke, die auf ihn aufpaßt, ihn tröstet, oder mit ihm spielt, wenn er alleine ist. Viele Menschen nennen uns auch „Schutzengel“. Jeder weiß, daß es uns gibt, aber nur sehr wenige dürfen uns sehen. Nur die nämlich, von denen wir wissen, daß sie uns nicht verraten. Deshalb darfst du deinen Eltern und auch keinem anderen Menschen etwas von mir erzählen. Falls du es doch tust, löse ich mich in Luft auf. Das entspricht ungefähr dem Sterben der Menschen.“

Anna versprach ihm das hoch und heilig. Jetzt fingen sie an zu spielen.

Der Gärtner schüttelte den Kopf, als er Anna durch den Park laufen sah und hörte, wie sie rief: „Ich krieg dich doch, Wolke, ich kann dich fangen!“ Er dachte bei sich: Ich habe ja gewußt, daß die Kleine verrückt ist, das ist der Beweis. Und brummend machte er sich wieder an die Arbeit.

So lebte Anna glücklich und zufrieden. Sie und die Wolke spielten jeden Tag zusammen, redeten und erfanden Geschichten.

Eines Nachts, es wurde schon Herbst und Anna hatte hohes Fieber, träumte sie: Sie und Wolke hatten den ganzen Tag wunderbar gespielt. Als die Sonne aber wie ein roter, feuriger Ball am Horizont versank, hatte Wolke gesagt: „Ich muß jetzt gehen, Anna, auf Wiedersehen.“

Anna weinte und schrie: „Nimm mich mit, Wolke, ich möchte nicht alleine bleiben!“ Da kam Wolke noch einmal zurück, nahm Anna auf den Arm, und zusammen schwebten sie dem Himmel entgegen, zu all den anderen Wolken.

Von Annas Geschrei wachten die Eltern und der Doktor auf, der seit einigen Tagen bei ihnen wohnte. Sie stürzten in Annas Zimmer. Besorgt beute sich der Arzt über ihr Bett. Als er sich langsam wieder aufrichtete, schien er um Jahre gealtert. Mit zittriger Stimme flüsterte er: „Nichts zu machen, sie ist tot.“

„Es war natürlich sehr traurig, das ist klar“

Die Mutter stirbt – Vater und Kinder erzählen

Sigrid (35), kam zu mir, weil sie plötzlich wie aus heiterem Himmel Krebs bekam. In vielen Gesprächen haben wir uns dem Thema Tod genähert. Dabei haben wir auch ihren Mann Michael (37) und ihre Kinder, Marianne (11) und Pascal (9), in die Gespräche einbezogen.

Besonders berührt hat mich – nach anfänglichem Weigern von Sigrids Mann – die zunehmende Offenheit, gemeinsam über den Tod zu sprechen und sich gegenseitig freizugeben. So konnte Sigrid sterben, und Michael konnte sich neuen Lebensmöglichkeiten, sprich einer neuen Beziehung, Beatrice, zuwenden. Sie hatten beide intensiv darüber gesprochen. Michael hat nach Sigrids Tod die Gespräche fortgesetzt, ebenso sehe ich die Kinder. Den Kindern habe ich später die gleichen vier Fragen wie Chris und Tobias vorgelegt (s. 5. Bericht S. 34). Aus den Antworten spüre ich wie bei Chris und Tobias Trauer, Hoffnung und Freude. (L.J.)

Michael erzählt

Als ich meine Frau Sigrid kennenlernte, war ich Überland-Chauffeur, viel unterwegs mit dem LKW. Acht Jahre genossen wir das Leben miteinander, bis wir Lust auf eigene Kinder hatten. Simsalabim, schon war Marianne unterwegs. Die Hochzeitsglocken, es war ein heißer Augusttag, werde ich nie vergessen können. Zwei Jahre später kam Pascal noch zu unserem großen Familienglück. Es war eine sehr glückliche und intensive Zeit.

Es war unglaublich, Sigrid war nie krank in den 18 Jahren, in denen ich sie kannte. Also wird sie die Brustentzündung auch problemlos überstehen. Aber es sollte anders kommen, als die Ärzte meinten. Krebs, die große unbekannte Krankheit, wurde zur großen Belastung für die Familie. Ich im Arbeitsstreß, die Kinder Schule. Die Lehrerin von Pascal hatte leider keine Zeit für ein einzelnes Kind, das vielleicht ein bißchen mehr Zeit brauchte als ein Kind mit „normaler“ Familie.

Zum Glück hatten wir Lothar, unseren „Familien-Psychologen", der Sigrid schon vor dem Tode betreute. Ihn brauchte ich jetzt immer mehr für die große Arbeit, auch für die Beerdigung und was da alles noch anfällt. Ich glaube, ohne seine Hilfe und die Hilfe der großen Familie, die ich habe, hätte ich das kaum so überstanden. Aber irgendwie kam jetzt etwas Ruhe in mich und meine Kinder, seelisch wenigstens, denn der Alltag kam ja doch wieder.

Wir wohnen in einem Mehrfamilienhaus mit einer super Nachbarschaft, ohne die es ja auch nicht weitergegangen wäre. Die eine Nachbarin kochte, die andere machte die Wäsche... So kamen wir eigentlich gut über die Runden.

Die Riesenarbeit blieb eigentlich die ganze Zeit über für mich, bis ich acht Monate später eine liebe Frau kennen und lieben lernte. Für mich eigentlich etwas überraschend schnell, aber das hat sich jetzt auch bei mir gelegt. Marianne und Pascal waren vom ersten Tag an von ihr begeistert, was mich sehr glücklich macht. Und so sind wir schon bald wieder eine harmonische Familie mit den kleinen und „großen" Alltagssorgen.

Vier Fragen an die Kinder:

1. *Wie war es, bevor eure Mutter krank wurde?*
2. *Wie war es, als eure Mutter krank wurde?*
3. *Wie war es, als eure Mutter starb? Wie hast du dich gefühlt und was hast du gemacht? (Tod, Begräbnis, nachher?) Wie ist es weitergegangen?*
4. *Wie ist es jetzt – heute?*

Pascal (9 Jahre)

1. Es war lesig (toll), wir machten viel miteinander.
2. Wir sind jeden Tag woanders essen gegangen.
3. Sehr schlecht. Sehr traurig. Sehr schlimm. Nicht wöhler (besser). In der Schule war es nicht so gut gegangen.
4. Jetzt bin ich fröhlich, weil Beatrice da ist.

Marianne (11 Jahre)

1. Es war schön mit Mami und lustig. Wir hatten vieles gemeinsam gemacht.
2. Es war ein bißchen komisch. Sie hatte immer weniger Haare bekommen. Zuerst merkte man es noch gar nicht, daß sie krank war.
3. Es war natürlich sehr traurig, das ist klar. Ein bißchen alleine ohne Mutter. Ich habe immer ein bißchen alleinsein wollen. In der Schule wollte ich allein sein und zu Hause. Es war ein bißchen komisch, weil es hat so viele Leute bei der Beerdigung, die ich nicht kannte. Es ist schon ein bißchen besser gegangen. Sehr schwer, wir mußten immer schreiben und es kamen auch immer Briefe.
4. Mein Vater hat 'ne Freundin kennengelernt. Sie ist sehr lieb und sie hilft uns bei der Arbeit in der Schule und beim Haushalt. Ich muß jetzt auch nicht mehr alles alleine machen.

„Ein großes Schuldgefühl plagte mich“

Der unverarbeitete Tod der Mutter – 30 Jahre danach

Annette war bei mir in einer Psychodramagruppe. Psychodrama versucht, kurz angedeutet, der Wahrheit der Seele durch Handlung auf die Spur zu kommen. Als ich Annette im Rahmen eines Psychodramas gefragt hatte, mit welcher Person sie gerne über das Thema „Religion“ sprechen wolle, nannte sie überraschenderweise ihre Mutter. (L.J.)

Annette erzählt

Im Psychodrama versuchte ich der Frage nachzuspüren: „Wie hast du Religion als Kind erlebt?“ Diese „harmlose“ Frage brachte meine mühsam aufgebauten Schutzwände und Abwehrmechanismen völlig unvorbereitet ins Wanken.

Ich habe die Frage unter anderem damit beantwortet, daß ich, sehr traditionell katholisch erzogen, gerne wüßte, wo meine Mutter, sie starb vor bald 30 Jahren (ich war damals 12), heute in der Kirche stehen würde. Ich war auf einmal meiner Mutter sehr nahe, das heißt, sie war wieder lebendig. Es fiel mir sehr schwer, danach wieder in die Realität zurückzukehren, da mir auf einmal mit aller Deutlichkeit bewußt wurde, wie sehr sie mir fehlt, daß ich ihren Tod bis heute nicht akzeptiert, sondern verdrängt habe. Doch ich wußte nicht, wie ich mit diesen Gefühlen umgehen sollte. Eigentlich war mir klar, daß ich mich dem Thema Tod endlich stellen müßte, aber es war so schmerzlich, daß ich es lieber wieder von mir wegschob.

Ich war noch fest daran, Gefühle und Erinnerungen hinunterzuschlukken, als nur etwa zwei Wochen später der unerwartete Tod meiner schwerkranken Kollegin alles über den Haufen warf und mich bis ins tiefste Innere erschütterte. Es wurde mir fast schlagartig klar: Verdrängen nützt nichts mehr, ich muß mich mir selber stellen, will ich mich nicht mehr selber belügen. Es hatte aber auch „praktische“ Gründe: Ich bin jetzt in einem Alter, da ich immer mehr mit dem Tod konfrontiert werde

(Tod von Vater, Schwiegereltern etc.). Ich will nicht jedesmal ausflippen und in ein Loch fallen. Zudem möchte ich meinen Kindern kein so angstbesetztes tabuisiertes Bild weitergeben...

Jetzt bin ich also daran, mich durch tiefe Löcher und dunkle Seen zu arbeiten, habe auch hin und wieder ein „Aha-Erlebnis".

Meine Mutter war vierzig, als sie starb, für mich als Kind damals eine ältere, müde und kranke Frau. – Ich bin vierzig, fühle mich eigentlich noch jung – aber in letzter Zeit auch uralt!

Meine Mutter war krank, seit ich mich erinnern kann. Es gab Phasen, da war bei uns alles wie bei anderen auch. Wir hatten eine Mutter, die mit uns lachte, spielte, erzählte und auch schimpfte. Wir durften Kinder zum Spielen nach Hause bringen. Wir fuhren in die Ferien. Es war wunderschön! Noch heute empfinde ich meine Mutter als ideale Mutter. So wie sie damals in den „guten" Phasen war, so möchte ich auch sein. Aber meine Geduld mit meinen Kindern ist nie so groß.

Dann kamen aber auch die Zeiten, wo ihre Krankheit voll ausbrach: Alles war verboten, wir mußten „lieb", leise sein, das heißt möglichst unauffällig. Von mir als der Älteren, auch Ruhigeren, wurde erwartet, daß ich die kleine, zwirblige, trotzende Schwester im „Griff" habe. Obwohl ich nur zwei Jahre älter war, wurde von mir Vernunft, Einsicht und Nachgeben verlangt. – Mit den Jahren wurden die Krankheitsphasen immer länger. Der Wunsch nach dem Ende dieses Zustandes wurde immer größer. Ich wollte wieder leben wie meine Freundinnen, und eines Tages wünschte ich mir, sie wäre tot. Als ich am Nachmittag dieses Tages nach Hause kam, war sie tot. Es war schrecklich. Ich hatte eine Riesenangst, und ein großes Schuldgefühl plagte mich – und plagt mich bis heute. – Ich habe meine Mutter indirekt getötet. Meine bösen Gedanken hatten eine so große Macht. Heute als erwachsene Frau, weiß ich zwar, daß das nicht stimmt, doch im Bauch ist diese Schuld noch immer da. Wie gerne würde ich all das wieder rückgängig machen!

In unserer Familie sprach man nicht über Gefühle, so lernten wir das als Kinder nicht. Auch Krankheit und Tod waren kein Thema.

Dann war die Mutter tot. Aber „Ruhe" ist keine eingekehrt. Von allen Seiten wurde mir gesagt, wie ich mich zu verhalten hätte. Ich wollte meine tote Mutter nicht sehen, ich wollte sie lebendig in Erinnerung behalten. Doch ich mußte: Das gehört sich so, „man" verabschiedet sich doch. Bis heute plagt mich dieser Anblick, gekoppelt mit dem Schuldigsein. Wenn ich lachte, schimpften mich die Verwandten als gefühllos, lieblos... War ich traurig, war der Trost: Das Leben geht weiter, nimm dich zusammen. Wenn etwas nicht gut war, sagten sie: Wenn Mami das sehen würde... oder Mami würde das auch nie erlauben. Und schon hatten sie mich dort, wo sie wollten: unten, angepaßt, widerstandslos. Wenn ich heute sehe, wie die Kinder meiner Kollegin begleitet werden, wie ihnen geholfen wird, Trauerarbeit zu leisten, freut es mich für sie, aber auch etwas wie Neid (wahrscheinlich ist es blanker Neid) schießt in mir hoch. Warum hatte ich nur Verwandte, die mich mit ihrem Mitleid fast erdrückten, anstatt mit mir zu leiden? Die ihre unbewältigte Trauer auf mich abwälzten? Warum haben sie mir nicht geholfen, Abschied zu nehmen, mir meine Zeit gelassen? Wie ich mich auch immer verhielt, es war falsch! Wo ist mein Vater geblieben während dieser Zeit? Er hat mich zwar nie bedrängt, aber auch er war nicht fähig, mich zu tragen. Er hat sich nie für seine Kinder gewehrt, wenn es um emotionale Dinge ging.

Ich frage mich heute, und es macht mir auch angst: Was mache ich mit meinen Kindern? Wieviel müssen sie als Erbe von mir übernehmen? Kann ich ihnen trotz meiner Geschichte ein anderes Bild weitergeben? Oder bin ich dann nicht glaubwürdig? Noch ist niemand aus ihrem engeren Kreis gestorben. Aber was ist dann? Wie reagiere ich?

Ich möchte endlich Frieden mit mir, meiner Mutter, ich möchte Abschied genommen haben und ohne diesen großen Schmerz und ohne Schuldgefühle an sie denken können. Ich möchte keine Angst mehr haben vor dem Tod (der eigene macht mir keine Angst). Ich möchte wieder lachen können und fröhlich sein und meinen Weg weitergehen. Noch bin ich weit vom Ziel entfernt.

Der Weg ist das Ziel: Manchmal fällt es mir leichter, meistens aber schwer, das zu glauben.

„Ich hatte eine so große Wut auf den Pfarrer"

Zum Unfalltod eines Siebzehnjährigen

Sandra, 15 Jahre alt, hat sich sehr mit dem Tod ihres 17jährigen Schulfreundes Patrick auseinandergesetzt. Mich haben ihr Ringen um ihn und ihre Loslösungsversuche beeindruckt. Erschreckt hat mich, daß die Lehrerinnen und Lehrer die Bewältigungsversuche von Schülerinnen und Schülern eher abblocken als zulassen. Möglicherweise fühlen sie sich überfordert.

Der Text von Sandras Mutter Jolanda (45), die ich als sehr einfühlsam kenne und erlebe, bildet eine wichtige Ergänzung des Textes von Sandra. (L.J.)

Sandra schreibt

Als ich eines Mittags nach Hause kam, stand meine Mutter in der Küche und kochte. Ich kam die Treppe hoch und begrüßte sie. Sie fragte mich, wie es in der Schule gelaufen wäre. Ich erwiderte, daß alles gewesen wäre wie immer. Dann setzte ich mich zu ihr an den Küchentisch. Langsam und etwas zögernd fing sie an zu erzählen, was sich ereignet hatte: Mein Kollege (Freund) war tödlich verunglückt mit dem Auto.

Ich war wie gelähmt und konnte es zuerst gar nicht richtig glauben. Ich fragte sie, ob sie mich auf den Arm nehmen wolle. Sie antwortete traurig: „Nein, am Mittwoch ist die Beerdigung." Am Abend, als ich allein war und im Bett lag, grübelte ich noch lange darüber nach, wie das passieren konnte. Es erschütterte mich sehr.

Ich hatte Patrick immer gern gemocht, und da er auch einen Hund hatte, trafen wir uns manchmal, um zusammen spazieren zu gehen. Im September veranstaltete der Hundeclub eine Nachtübung. Auch dort gingen Patrick und ich zusammen mit unseren Hunden hin. Er startete mit mir zusammen und begleitete mich die ganze Übung. In dieser Nacht wurde mir klar, daß er ein guter Kollege war für mich. Mit ihm konnte

Das war erst vor ein paar Monaten gewesen. Jetzt war ich wie vor den Kopf gestoßen. Ich konnte es nicht richtig verkraften. Immer wieder grübelte ich an Patricks Tod herum. Er war erst 17 Jahre alt! Mir wollte es nicht in den Kopf, wieso ausgerechnet er sterben mußte.

Am Abend vor der Beerdigung konnte ich nicht einschlafen und mußte immer weinen. Ich wollte auch mit niemandem darüber sprechen. Meine Mutter kam ins Zimmer, um mir eine gute Nacht zu wünschen. Ich würgte die Tränen hinunter und sagte leise: „Gute Nacht." Meine Mutter jedoch merkte, daß irgend etwas nicht stimmte, und fragte nach. Und wie ich es so oft tue, wenn ich über etwas nicht reden will, sagte ich, es sei alles in bester Ordnung. Dabei war gar nichts in Ordnung. Als sie gegangen war, rannen mir die Tränen in heißen Bächen an den Wangen runter. Morgen würde die Beerdigung stattfinden. Ich durfte gar nicht daran denken!

Die Nacht habe ich sehr schlecht geschlafen. Mehr als zwei Stunden konnte ich die Augen nicht zukriegen. Am Morgen hatte ich noch Schule, und am Nachmittag sollte die Beerdigung meines besten Kollegen stattfinden. Völlig verwirrt und durcheinander kam ich von der Schule zurück.

Ich hatte Angst vor der Beerdigung. Ich nahm all meine Nerven zusammen und ging nachdenklich zur Kirche. Es waren sehr viele Leute anwesend. Als der Pfarrer zu sprechen begann, kamen mir bereits wieder die Tränen. Eine gute Kollegin meiner Mutter, die neben mir saß, bot mir ein Taschentuch an. Ich bedankte mich leise. Ich hatte eine so große Wut auf den Pfarrer, daß ich ihn am liebsten aus der Kirche gejagt hätte. Denn er redete so, als ob Patrick hätte sterben wollen. Und das nahm ich nicht an, denn Patrick war immer sehr lebensfroh gewesen und unternahm immer etwas.

In unserer Klasse konnte ich mit niemandem über mein Problem reden. Obwohl ich mit einem Mädchen ziemlich gut befreundet bin, konnte ich mit niemandem reden. Ich habe fast das Gefühl, daß ich es auch nicht wollte. Denn in der Schule werden solche Dinge nicht ernst genommen. Und wenn man etwas erzählt, wird man ausgelacht. Darum hielt ich immer meinen Mund. Der Lehrer merkte jedoch sehr rasch, daß mit mir etwas nicht stimmte, denn meine Noten stiegen rapide den Berg hinunter. Ich konnte mich auch nicht mehr richtig konzentrieren im Unterricht. Lange Zeit versuchte ich den Tod von Patrick wegzustecken, indem ich mich immer beschäftigte oder mit jemandem etwas unternahm.

Doch in den ersten paar Monaten tat ich mich schwer, irgend etwas zu tun, ohne an Patrick denken zu müssen. Aber dann ging es wieder ein wenig bergauf. Jeden Tag besuchte ich ihn auf dem Friedhof, und manchmal brachte ich ihm eine Rose oder sonst eine schöne Blume ans Grab. Kein Besuch verging ohne Tränen. Ich mußte immer daran denken, wie wir zusammen gelacht haben und wie wir uns gut verstanden haben. Heute geht es mir manchmal noch schlecht deswegen. Ich hätte ihm ja auch nicht helfen können. Aber ich bin sehr traurig wegen seines Todes. Ich hoffe, daß ich irgendwann doch noch irgendwie drüber wegkomme und das Leben genießen kann. Wie ich es vor einem Jahr getan habe.

Jolanda, Sandras Mutter, schreibt

Patrick war ein Freund meiner Tochter Sandra. Sie haben zusammen die Schule besucht, gelacht, diskutiert, auf die Lehrer geschimpft – die Welt verbessert. Patrick war ein guter Kumpel; interessiert, aufgeweckt, altklug, altmodisch, aus einer sehr frommen Familie stammend.

Kurz vor Lehrbeginn erfüllte sich Patrick einen sehnlichen Wunsch und erstand eine Labradorhündin. Die beiden waren unzertrennliche Freunde. Sie besuchten zusammen einen Erziehungskurs im Hundeclub. Wenn die Hündin und ihr Meister keine Mitfahrgelegenheit hatten, nahm ich sie mit. So kam es, daß ich Patrick kennen und schätzen lernte.

Der Bruch ist plötzlich gekommen – an jenem Vormittag nach dem nächtlichen Autounglück auf der Schnellstraße. Patrick ist dabei umgekommen. Eine Kollegin aus dem Hundeclub hat mich benachrichtigt. Fassungslos habe ich mich hingesetzt, geweint, innerlich getobt und mich einer Sturmflut von Gefühlen und Gedanken ausgesetzt. Irgendwann nach Minuten, die wie Jahre schienen, ist mir eingefallen, daß dies für unsere Töchter die erste Begegnung mit dem Tod ist. Ich habe es ihnen mitgeteilt – kurz und schonungslos, darauf verzichtend, Trost spenden zu wollen.

Alle meine Sinne waren wach und seltsam bloßgelegt – ich empfand eine große Verletzlichkeit. Es galt in diesem Zustand, die persönliche Ordnung wieder herzustellen. Ich hoffte, daß das Zusammenfinden einer Trauergemeinde und die Ansprache des Pfarrers dazu den äußeren Rahmen bieten würden.

Als die Stunde des offiziellen Abschieds gekommen war, bin ich mit weichen Knien und Klößchen im Bauch mit meinen beiden Töchtern Eveline und Sandra zur Kirche gegangen. Das Haus war zum Bersten voll. Freunde, Bekannte, Mitschüler, Lehrer – alle haben wir schon auf dem Vorplatz geweint. Alle sind wir gekommen, um in irgendeiner Weise Hoffnung und Trost zu erfahren und durch unsere Anwesenheit Teilnahme zu bezeugen. Patricks Eltern haben nichts gewußt vom großen Freundeskreis ihres Sohnes. Sie haben sich gewundert und sind nachdenklich geworden.

Der Prediger war ein Schwätzer und hat uns allesamt hängen lassen mit seinen weltfremden, überlegenen Allgemeinplätzen. Viele verständnislos blickende Augenpaare haben sich gesucht und gefunden in trauriger und wütender Übereinstimmung. Das Weinen und die Nebengespräche wurden lauter – der Gottesmann schien in seiner Wahrnehmung stark beeinträchtigt. Mit klarer Stimme erzählte er noch immer von erfüllter Todessehnsucht junger Menschen. Dröhnendes Orgelspiel entließ uns und weichte nochmals unsere Seelen auf.

„Vielleicht wäre sie damals besser gestorben“

Zum Leiden der Großmutter

Susanne, 16 Jahre alt, kommt zu mir in den Religionsunterricht: Sie hat mir beim Thema Tod von ihrer Großmutter erzählt, die einen Herzinfarkt erlitten hat. Da sie sie sehr liebt, wünscht sie ihr im positiven Sinne den Tod als Erlösung. (L. J.)

Im September schwebte meine Großmutter für drei Tage zwischen zwei Welten: Zwischen der Erlösung und einem schweren unglücklichen Leben. Gott wählte für sie das schwerere.

Aus meiner lustigen, aufgestellten (optimistischen) Großmutter ist eine leidende alte Frau geworden, die sagt, daß sie am liebsten gestorben wäre. Daß sie mit ihrem Spruch, was mache ich überhaupt noch hier, auch Großvater sehr traurig macht, merkt sie nicht. Früher ging ich sehr gerne zu Besuch, aber jetzt klagt sie immer über Hals-, Kopf-, Herzschmerzen... Vermehrt gehe ich nur noch, weil Großvater sich immer so freut. Großmutter freut sich zwar auch, benützt aber immer die Gelegenheit, jemandem von ihren Schmerzen zu erzählen. Auch tratscht sie über die anderen Leute im Heim, was sie vor dem Herzinfarkt nicht gemacht hat. Vor dem Herzinfarkt konnte sie stundenlang Geschichten erzählen und Handarbeiten machen. Jetzt kann sie die Sachen fast nicht mehr, weil sie keine Kraft mehr hat. Am Sonntag geht sie in die Kirche, und hin und wieder macht sie Einkäufe. Aber sonst besteht ihr Leben eigentlich aus nichts mehr. Vielleicht wäre sie damals besser gestorben.

„Was ich gebetet habe, ist mein Geheimnis“

Zwei Brüder erleben den Tod ihrer Großtante

Johann (11 Jahre) und Paul (8 Jahre) ziehen ins selbe Haus, in dem ihre Großtante, die sie vorher kaum kannten, lebt. Tante Elfi ist schon lange Alkoholikerin, zudem ist sie seit einem Jahr verwitwet. Die Eltern von Johann und Paul, nach längerem Auslandsaufenthalt nach Deutschland zurückgekehrt, übernehmen die Verantwortung für Tante Elfi und begleiten sie, als sie auch körperlich schwer krank wird, in aufopfernder Weise.

Wir haben die Eltern von Johann und Paul einige Monate später gebeten, die Kinder ihre Erlebnisse erzählen oder aufschreiben zu lassen, weil es uns beeindruckte, daß der Tod von Tante Elfi für alle Beteiligten im Rückblick nichts Bedrohliches hatte, sondern letztlich ein friedliches Erlebnis war. Das nachträgliche Daran-Denken und Bewußtmachen empfand die ganze Familie als wichtig und wertvoll. (K.K. und R.S.)

Johann (11 Jahre) schreibt

Ich hab sie so lieb gehabt, weil sie sich so gefreut hat, wenn man bei ihr war.

Sie war vorher krank.

Wir dachten immer, daß das an ihrer seelischen Krankheit liegt, und wußten nicht, daß ihr Körper so krank war.

Sie hat mal zu mir gesagt, daß sie trinken und rauchen würde, weil Martin tot ist. Ich glaube, sie hatte schon gewußt, daß sie dann bald zu ihm kommen würde.

Früher als sie mit Martin zusammen war, kam sie mir 30 Jahre jünger vor – nicht äußerlich, sondern von innen.

Ich konnte mir nicht vorstellen, daß sie stirbt. Alles wurde immer schlimmer – Beinbruch – Operation – Tumor, und dann ging es ihr wieder besser, und ich dachte, sie schafft es noch.

Im Krankenhaus hat sie ihr Leben nochmals durchlebt – nach der ersten Operation bis zum Tod.

Ich glaube, sie wußte, daß sie sterben würde, konnte es nur nicht ausdrücken.

In dem Moment, als ich erfuhr, daß sie gestorben war, habe ich ein Buch gelesen, und ich habe einfach weitergelesen, weil ich wußte, daß ich doch nur weinen müßte, wenn ich aufhöre.

Am liebsten habe ich sie gemocht, als sie schon tot war, weil man da erst merkt, wie gerne man sie hatte.

Nachher kam mir das Haus so leer vor.

Wir haben sie nochmals gesehen.

Man konnte sie nicht mehr „sie“ nennen, weil „sie“ schon raus war. Es war nur das Gerüst, die Seele war schon raus. Es war kein Mensch, sondern ein Ding.

Ich hab gedacht, daß sie besser aussehen würde. Sie sah aus wie eine stille Puppe. Wir haben dann still gebetet, aber ich weiß nicht mehr, was ich gebetet habe.

Bei der Bestattung habe ich geflötet. Ich habe mir Elfi schon immer im Himmel vorgestellt. Die Bestattung war nicht wichtig, es war ja nur die Leiche, die man ins Grab getan hat und nicht sie.

Paul (8 Jahre) erzählt

Elfi hatte nicht mehr genug Zeit, mich richtig kennenzulernen. Aber ich hatte sie sehr lieb, obwohl es bei ihr immer so gestunken hat. Sie war ein bißchen komisch und duselig, als ob sie hunderttausend Jahre alt wäre.

Auf der Lehne von dem Sofa, auf dem sie immer lag, hatte sie zwei Koala-Bären-Hausschuhe. Weil sie selbst nicht dran kam, hat sie mich manchmal gebeten, sie ihr zu geben, damit sie mit ihnen schmusen konnte. Daran habe ich gemerkt, daß sie die Bärchen sehr liebte, und ich dachte dann, daß sie sicher auch im Tod mit ihnen zusammen sein möchte.

Als ich erfuhr, daß Elfi gestorben war, habe ich mir gleich vorgestellt, daß sie tot daliegt mit dem Teddybär in der Hand.

Als dann der Pfarrer bei der Beerdigung das Loch gegraben hatte, da wollte er gleich wieder zumachen, aber da habe ich „Halt“ geschrien und ihr den einen Bären und Johann den anderen Bären reingetan.

Nur äußerlich war ich traurig, innerlich konnte ich fröhlich sein.

Als sie gestorben war, haben wir sie noch einmal gesehen. Aber ich konnte nicht mehr sie zu ihr sagen, auch nicht du oder Mensch. Nur noch Ding. Aber sie lächelte noch. Ich glaube, sie hatte einen fröhlichen Tod.

Als Elfi nicht mehr da war, bin ich plötzlich einen Schlag klüger geworden, als ob ihre Klugheit in mich übergegangen wäre. Ich habe mich auch größer gefühlt und hatte beim Klavierspielen plötzlich einen viel besseren Rhythmus. Früher hatte ich gedacht, Klavierspielen heißt, irgendwelche Töne hintereinandersetzen. Jetzt weiß ich, daß sie alle zusammengehören und daß man, wenn die falschen zusammengespielt werden, sich die Ohren zuhalten muß.

Was ich gebetet habe, als ich nach ihrem Tod bei ihr war, ist mein Geheimnis, das ich niemandem verrate.

„Der harte Mann“ weint nicht

Ein Junge verliert seinen Hund

Vom Jungen mit dem Hund hat mir eine Freundin erzählt. Sie ist Lehrerin und hilft seit vielen Jahren durch ihren Stützunterricht Kindern mit Schulproblemen. (R.S.)

Die Lehrerin erzählt

Marc wohnt in meiner Nähe. Da er ungern zur Schule geht, helfe ich ihm oft bei den Hausaufgaben.

Was sich letzte Woche zugetragen hat, will mir nicht mehr aus dem Sinn.

Kurz bevor Marc zu mir kommen sollte, rief seine Mutter an. Sie erzählte mir, daß ihr junger Hund gestorben sei, überfahren von einem Auto. Die ganze Familie sei sehr traurig, Marc, der Jüngste, sei der einzige der Familie, der nicht geweint habe. Traurig sei er wohl auch, es störe sie aber, daß er „der harte Mann“ sein möchte. Sie bat mich, mit ihm über den Tod des Hundes zu sprechen.

Marc erschien, gab sich jovial wie immer, es gehe ihm gut, aber er habe haufenweise Hausaufgaben.

Ich sprach ihn auf das traurige Ereignis an. Sofort schrie er mich an, wer mir dies erzählt habe. Sein Zorn steigerte sich, er schimpfte los über den Hund, der ein dummer Köter gewesen sei, eine billige Straßenmischung. Es sei gut, daß es einen Hund weniger auf der Welt gebe. Traurig sei das überhaupt nicht. Kein Wort mehr über den Hund!

Ich hielt mich daran und ahnte, daß wir Marcs Schmerz mißverstanden hatten, er hatte seine Traurigkeit als innerstes Geheimnis hüten wollen. Neben mir saß nicht „der harte Mann“, sondern ein empfindsamer, tieftrauriger junger Mensch.

„Kein Lebewesen der Erde ist unsterblich“

Beerdigungsrede für einen toten Vogel, verfaßt vom 11jährigen Peter

An einer Tagung erzählte mir eine Teilnehmerin von der nachfolgenden kleinen „Predigt“, die ein 11jähriger Junge zur Beerdigung eines Vogels geschrieben und auch gehalten habe. Dieser Text, den ich dann lesen durfte und den wir hier wiedergeben, ging von Hand zu Hand. Leider konnten wir den heute erwachsenen Peter nicht ausfindig machen, um ihn um eine Abdruckerlaubnis zu fragen. Wir stellen uns aber vor, daß er nichts gegen ein Weitergeben seiner „Botschaft“ hat. Mir scheint die Art eindrücklich, wie hier ein Kind eine „erwachsene“ Liturgie-Sprache, auch scheinbar verbrauchte Formeln, für sich nutzbar macht und damit für sich und seine Freunde die Vogelbeerdigung zu einem ernsten und tröstlichen Anlaß gestaltet, der zum Nachdenken einlädt. (R. S.)

Am 27. 3. 1982 wurde Dominik begraben. Er starb wohl in der Nacht zwischen dem 26. und 27. März. Möge Gott seine Seele gnädig empfangen. Amen.

Dominik starb entweder an Altersschwäche oder sonst an einer Krankheit oder Verletzung. Es war ein guter Vogel. Noch nie ist es uns so zu Herzen gegangen, wenn ein Vogel starb. Wir haben unser Bestes getan. Doch es hat nichts genützt.

Es war Gottes und Willen der Natur, daß er stirbt. Es ist jedem bestimmt, einmal zu sterben. Kein Lebewesen der Erde ist unsterblich. Wenn Gott will, daß einer von der Erde zu ihm ins Himmelreich kommen soll, geschieht es so.

Dominik wird tief betrauert von: Olivier, Mark, Peter und Stefan. Möge er in Frieden ruhen. Amen.

„Froh zu sein, bedarf es wenig..."

Zum Tod einer Katze

Hier wird ein Ereignis erzählt, das für den Erzähler 45 Jahre zurückliegt. Es geht um den Tod einer „gewöhnlichen" Katze. Aber das Erlebnis war für das Kind bedrohlicher als die damals noch nicht weit zurückliegenden gefährlichen Kriegsereignisse. (R.S.)

Als wir – Geschwister und Nachbarskinder – eine Amsel im Wäldchen hinter unserem Haus beerdigten, war das nicht eigentlich traurig. Wir waren ernster und ruhiger als sonst und waren uns einig: Davon sollen die Erwachsenen nichts wissen. Der Tod war etwas Geheimnisvolles, Merkwürdiges – und Stummes. „Eigentlich sollte man singen", sagte die Freundin aus der Nachbarschaft. Aber alle blieben stumm und schauten zu Boden. Eine glattgeschliffene Steinplatte – vielleicht in Postkartengröße – hatte uns der Steinhauer, der ganz in der Nähe seine Werkstatt hatte und vor allem Grabsteine produzierte (das war für uns Kinder interessant!), geschenkt. So war das Ganze auch ein bißchen förmlich. Kurz nach dieser „Beerdigung" aber sausten wir wieder lärmend durch die Gegend.

Völlig anders war für mich der Tod meiner ersten Katze. Ich hatte sie als kleines Pelzknäuel, weiß mit wenig getigerten Flecken und einem Tigerschwanz, von meiner Großmutter bekommen. Die Großmutter brachte das winzige Wesen an meinem Geburtstag aus den Ferien mit, in einer alten Aktentasche, die ausgepolstert und oben offen war. Meine erste selbständige Fahrt in die nahe Stadt (Ziel: Spielwarenladen) hatte den Zweck, eine Puppenflasche zu kaufen, um Schnürri zu ernähren. Später war ich überzeugt, Schnürri sei eine verzauberte Prinzessin. Ich überlegte mir stundenlang, was die Katze wohl denke und was sie erzählen würde, wenn sie die Menschensprache lernen würde. Schnürri begleitete mich auf meinem Schulweg immer bis zur „gefährlichen" Straßenecke – und kehrte dann um. Gefangene Mäuse und Vögel legte sie meinem Vater auf den übervollen Schreibtisch. Er war kein Katzenfreund, akzeptierte aber diese Liebesbezeugungen.

Schnürri blieb in den Ferien jeweils zu Hause. Aber in jenem Sommer fanden wir niemanden in der Nachbarschaft, der die Katze füttern konnte – und nahmen sie mit ins Ferienhaus am See. Der große Garten grenzt an eine Durchgangsstraße.

Schnürri war nach der ersten Nacht verschwunden. „Die kann nicht weit sein, wahrscheinlich jagt sie den Wasservögeln nach." Die Mutter beruhigte mich. Beide Eltern fuhren mit dem Auto weg. Die Geschwister waren nicht da. Ich rief und suchte. Es wurde immer unheimlicher. Dann entdeckte ich den weißen Streifen am Rand der Straße – ausgestreckt, so lang wie nie sonst lag Schnürri da, die Augen unheimlich geöffnet, die steifen Beine nach vorn und hinten gestreckt. Ich wagte nicht, sie anzufassen. Ich brachte kein Wort heraus, auch als plötzlich August, der Gärtner, neben mir stand. Auf seinen Gärtnerhandschuhen trug er den toten, brettartigen Körper in unseren Garten. Er begrub ihn stumm ganz hinten, noch hinter dem Komposthaufen, an einem Platz, den ich – im riesigen großelterlichen Feriengarten – nie vorher entdeckt hatte. Es kam mir vor wie eine „normale" Gartenarbeit, als ich zuschaute.

Erst als ich allein war, wurde ich vom heulenden Elend erfaßt. Es war, als ob ein Klumpen in meinem Herzen oder in meinem Bauch wäre. Ich konnte kaum mehr atmen. Einerseits war ich wie gelähmt. Andererseits hatte ich Lust, irgendwo meine unbändige Wut auszulassen. Dies alles ist mir heute – nach über 40 Jahren – noch bis in jedes Detail in Erinnerung. Ich zertrat mehrere Ameisen auf dem Gartenweg. Ich stampfte. Ich ärgerte mich dabei über mich selbst und begann erst zu schluchzen, als ich wieder im Haus war, den Kopf und die Arme auf den Küchentisch mit seinem blau-grauen Würfelmuster aus Linoleum gelegt. Ich nahm die Welt rundum nicht mehr wahr. Doch: Ich rutschte mit dem Küchenschemel nach vorn und nach hinten und machte damit jenes abscheuliche Geräusch, das ich verurteilte, wenn die kleineren Brüder es verursachten. Ob ich nur Minuten oder Stunden am Küchentisch verbrachte, weiß ich nicht. Wie ein Engel war plötzlich mein Patenonkel da, eigentlich erst gegen Abend als Feriengast erwartet: ein zarter, scheuer, feinfühliger Mensch. Er brachte mich zum Reden. Wir redeten lange miteinander, ganz wenige Worte mit ganz großen Pausen. Möglicherweise streichelte er mich. Aber vielleicht wäre das bei seiner Zurückhaltung – und meiner Erregtheit schon zu viel gewesen. Nur das Ende dieses Vormittags ist mir in Erinnerung: Zu zweit saßen wir auf dem Küchentisch und sangen im Kanon: „Froh zu sein, bedarf es wenig – und wer froh ist, ist ein König". Ich glaube nicht, daß ich wirklich froh wurde. Aber Wut und Trauer waren etwas gebändigt. Das Lied aber und der Platz hinter dem Komposthaufen erinnern mich noch heute an Schnürri.

Der Tod von Schnürri hat mich nicht daran gehindert, ein Katzenfreund zu bleiben. Aber die allererste tiefe Begegnung mit dem Tod, mit Schnürris Tod, gab damals dem unbeschwerten Zehnjährigen eine Art Blick frei in eine ferne, schlechthin bedrohliche Welt – das war stärker als die grauenvollen Kriegsereignisse, die damals noch nicht lange her waren, und die ich auf kindliche Weise mitbekommen hatte.

Regine Schindler

Mit Kindern vom Tod reden

Märchen als Denkinstrumente

„Sieben Leben möcht ich haben! Eines ist mir zugeteilt." – So beginnt die letzte Strophe eines beliebten Kinderliedes von Martin Gotthard Schneider. Das Lied fängt so an: „Sieben Leben möcht ich haben! Ach das wäre wunderbar, / denn da würden alle Träume, alle meine Wünsche wahr." Das Lied geht mit dem Kind auf tiefsinnige, gleichzeitig aber humoristische und unterhaltsame Weise diesen Weg: Es wünscht sich zuerst sieben Leben mit allen nur erdenklichen Abenteuern – und es begnügt sich am Schluß mit dem einen Leben, das ein gutes sein möge: „Hoffentlich gelingt mir das."

Wie dieses Lied lieben Kinder manche Märchen, die zwar die Eindeutigkeit und Endgültigkeit des Todes nie verschleiern, aber ihn durch eine gewisse Zeitlosigkeit und Verfremdung nicht bedrohlich werden lassen. Nicht nur die „Boten des Todes" oder „Gevatter Tod" reden von der harten Eindeutigkeit des Todes; das Märchen „Die Lebenszeit" sagt es deutlich: Dem Menschen sind die zugeteilten Lebensjahre, die Esel, Hund und Affe als zu viel zurückweisen, zu wenig. Der Tod kommt immer zu früh. Im Märchen „Der Tod und der Gänsehirt" ist es von allen, die vom Tod geholt werden, nur der Gänsehirt, der keine Angst hat: Er hat immer schon hinübergeschaut über den Fluß; die andere Seite ist ihm nicht fremd; der Hirt ist anspruchslos und praktisch ohne Besitz – und doch reich: Er hat eine Flöte, er kennt eine wunderbare Melodie. Sein Flötenlied kann er mitnehmen, hinüber auf die andere Seite des Flußes, als der Tod ihn abholt.

Mir scheint, daß gerade dieses kurze Märchen vom Gänsehirten, so wie Janosch es auf moderne Art erzählt (siehe Literaturliste, Seite 84, A. 4.), einige der wichtigsten Aussagen, die für Kinder im Umgang mit dem Tod wichtig sind, enthält: Die Endgültigkeit und Eindeutigkeit des Todes, die Kinder meist besser annehmen als wir Erwachsenen, wird nicht aus dem Weg geräumt. Aber die andere Seite des Flusses – der Fluß ist ein uraltes Bild für die Grenze zwischen Leben und Tod – ist schon ein bißchen bekannt, sie ist nicht gefährlich. Und dann ist da ein Lied, das sich mitnehmen läßt, eine Begleitmusik, die beide Flußseiten miteinander verbindet.

Das Hinüberschauen des Gänsehirten macht uns Mut, auch in unserem Alltag mit den Kindern diese „andere Seite" nicht schützend zu verbergen oder mit Schleiern zu verhängen. Dabei ist es hilfreich, daß für Kinder Leben und Tod näher beieinander liegen als für Erwachsene; daß Kinder an sich keine Scheu haben, vom Tod zu reden. Das Hinüberschauen über den Fluß oder auch das Hinaufschauen in den Himmel ist fast selbstverständlich und existiert tröstlich *neben* der auch für Kinder harten Erfahrung: Der Tod ist endgültig.

Was bedeutet aber das Lied des Gänsehirten – was haben wir Kindern in ihrer Auseinandersetzung mit dem Tod (demjenigen anderer und dem eigenen) als Begleitmusik oder Hilfe mitzugeben? Was könnte dem Kind dabei „Vorrat" oder Wegzehrung sein?

Einerseits sind es gerade die Märchen, die zum Vorrat werden, auch zum hilfreichen „Instrument": Ich denke dabei an Sophie (Bericht 6, Seite 38), die selbst ein Märchen schreibt– ein Märchen, in dem sie den Tod des Vaters verarbeitet, ein Märchen, in dem auch Elemente alter Märchen auftauchen. So sagt das kranke Kind Anna: „Nimm mich mit", wie das Mädchen mit den Schwefelhölzern bei Andersen. So nimmt die erzählende Sophie ein Himmelsbild auf, das auf harmonische Weise naturhafte, biblische und märchenhafte Vorstellungen vereinigt.

Wichtig ist ein Vorrat an Märchen ganz offensichtlich aber auch für schwerstkranke Kinder, die sich in spontanen Zeichnungen offenbaren: Häufig stellen sie Märchen oder mythische Gestalten dar. Märchen sind dabei nicht nur Bilder für das Unbewußte, sie regen die Phantasie des Kindes an. Sie lassen das Kind spüren: Die Welt geht über das äußerlich Wahrnehmbare hinaus; das Leben ist größer und reicher, aber auch geheimnisvoller, als es unsere Augen, unsere Ohren und unser Verstand für möglich halten. Dabei bilden die Märchen keine Konkurrenz oder gar einen Widerspruch zu christlich-religiösen Inhalten. Sie sind eher etwas wie Vorübungen oder Denkanstöße, um auch in religiösen Kategorien denken zu können.

„Christliche“ Hilfe: Gebet und Bibel

Im Hinblick auf religiöse Haltungen und Inhalte geht es nicht darum, dem Kind möglichst viel biblisches Wissen, möglichst zahlreiche Liedtexte, Verse oder Gebete beizubringen. Aber es ist offensichtlich: Beten läßt sich – trotz des Sprichworts „Not lehrt beten“ – im Alltag, im Abendritual, das sich wiederholt, wesentlich besser lernen als in einer „Randsituation“, wie es die Begegnung mit dem Tod ist. Kinder, die schon beten können, finden in der Nähe des Todes (nicht nur des eigenen wie im Erlebnisbericht über Stefan, Bericht 4, Seite 30) gerade im Gebet besonderen Trost: Gott bleibt als Gesprächspartner über die Grenze des Flusses hinweg erhalten. Ein todkranker vierzehnjähriger Junge lehrte mich dies auf eindrücklichste Weise: Auf die Frage, ob er beten wolle, antwortete er zögernd: „Man will schon, aber man *kann* nicht.“ Dann fast heftig, mit einem Blick auf den Fünfjährigen neben sich: „Man müßte das früher gelernt haben.“ Im Gebet darf Gott gegenüber, wie es uns die Psalmen lehren, auch geklagt werden. Die Möglichkeit, überhaupt beten zu können, wäre der Flötenmusik des Gänsehirten zu vergleichen.

Auch einfache biblische Geschichten haben sich sowohl für schwerkranke als auch für trauernde Kinder und ihre Eltern bewährt. Ich denke hier an das Gleichnis vom verlorenen Schaf: Das Schaf erlebt gerade in äußerster Gefahr Geborgenheit – es wird gefunden und nach Hause getragen. Ich denke hier auch an all jene Geschichten der Bibel, die von Begleitung erzählen: Jakob, der seinen Bruder Esau betrogen hat, der „klein und häßlich“ flieht, seinen Kopf auf einen Stein legt und unter freiem Himmel schläft: Ihm erscheint im Traum eine Himmelsleiter – und Gott verheißt ihm Begleitung. Dies ist eine in unserem Zusammenhang beispielhafte und wunderbare Geschichte, die mit der Himmelsleiter die Verbindung zwischen Himmel und Erde bildhaft und vorstellbar macht, gleichzeitig ermutigt zum Weitergehen durch das Leben mit der Begleitung eines unsichtbaren Gottes.

Auch im Hinblick auf die Bibel können wir für alle Kinder von den schwerstkranken Kindern lernen: Für ein Mädchen im Krankenhaus hatte sich alle Hoffnung auf das Bild von der leeren Höhle, mit der es eine Osterdarstellung meinte, konzentriert. Dieses Bild, das gleichzeitig ein inneres wie ein äußeres Bild ist, vergleichbar der Jakobsleiter, dem gütigen Hirten, war hilfreicher als „spezielles“ Bibelwissen. Das gleiche

Kind bezeichnete Religionsunterricht in der Schule als „doof“. Ein Junge schreibt im Rückblick auf seine Krankenhauszeit:

„Die einzige Erinnerung, die ich an die Klinikseelsorger habe, ist die, daß eines Tages eine etwas fahrige, aufgeregte Frau ins Zimmer kam, nur kurz sagte, ‚Ich bin hier die evangelische Pfarrerin‘, mir irgend so ein Blatt mit Bibelquiz und Malseite in die Hand drückte und wieder aus dem Zimmer stürzte. – Gespräche fanden also nur mit meinen Eltern, den Ärzten und Schwestern statt und weniger mit den Leuten, die sich eigentlich Sorgen um meine Seele machen sollten“ („Tränen im Regenbogen“, Literaturliste, S. 93, Nr. 34). Für diesen Jungen war die Atmosphäre auf der Station („daß einfach eine große Liebe herrscht, die wie eine warme Decke viel von der Angst und den Schmerzen zudeckt“, S. 155) viel wichtiger, aber auch die Tatsache, „daß mir immer die Wahrheit gesagt wurde“ (S. 154).

Auch im Hinblick auf gesunde Kinder ist dies im Zusammenhang mit Todeserlebnissen wichtig: Eine Atmosphäre der Geborgenheit (einer unserer Texte spricht von „Super-Nachbarschaft“), die Wahrheit – und daneben: ein Wachsenlassen oder Stehenlassen innerer Bilder, die nicht immer bis ins Letzte ausgedeutet werden müssen. Da ist, denken wir an die Texte dieses Buches, vor allem das Bild vom Himmel. Auch das Kreuz beschäftigt Kinder und wird zum Symbol für den Tod; wir können – etwa in der Passionszeit – mit den Kindern darüber nachdenken. Wir können auch versuchen, eine Brücke zu schlagen: zum lebendigen Jesus und seinen Geschichten oder zum „leeren Grab“, also zur Überwindung des Todes.

Daß Schuldgefühle im Zusammenhang mit dem Tod, wie sie auch in unseren Berichten angesprochen werden, nicht zu schnell mit christlicher Sündenvergebung in Zusammenhang gebracht werden sollten, scheint mir bedeutsam. Meist sind solche Schuldgefühle im Zusammenhang mit dem Tod anderer Menschen ungerechtfertigt. Sie werden schlimm, wenn nicht darüber gesprochen wird: „In unserer Familie sprach man nicht über Gefühle“ (Bericht 8, Seite 44) schreibt eine Frau, die noch Jahrzehnte später Schuldgefühle im Hinblick auf den Tod ihrer Mutter, die sie als Kind verloren hat, empfindet; „emotionale Dinge“ seien dem Vater nicht wichtig gewesen, das Mitleid der Verwandten habe sie als Kind „fast erdrückt“. Dieses Kind hätte jemanden gebraucht, der fragt, zuhört, sich mit ihm erinnert und Abschied nimmt, nicht „Mitleid“, aber „Mit-Leiden". Nicht ein unverständliches formelhaftes Reden von Jesus, der für unsere Sünden gestorben ist, kann Kindern helfen, sondern das Reden von Jesu Wirken, von seinem Kampf gegen die Angst (z. B. in der Geschichte von der Stillung des Seesturms), aber auch davon, daß Jesus *ganz* Mensch wurde und gerade darum auch sterben mußte – einen extremen, frühen Tod. Dafür kann das Kreuz ein Zeichen sein, das nicht bis ins Letzte ausgedeutet werden muß.

Entwicklungsstufen den Kindes

Für kleine Kinder bis zu vier oder sechs Jahren – sterbende Kinder mit eindeutigen Vorahnungen bilden hier die Ausnahme – ist der Tod nichts Endgültiges. Tot ist so etwas wie kaputt; ein kaputtes Spielzeug aber läßt sich flicken. Kinder dieser Altersstufe spielen „tot", spielen Verkehrsunfall, um sofort wieder lachend und lebendig aufzuspringen. Sie glauben auch oft, der Tod lasse sich überlisten. Sie zweifeln daran, ob die tote Oma oder die überfahrene Katze wirklich tot sei – und möchten verhindern, daß sie beerdigt werden. Sicherlich begegnen Kinder in unserer Zeit dem Tod durch das Fernsehen schon früh. Sie sehen dort tote Menschen. Sie haben vielleicht Angst, haben aber noch nicht die Sprache, um darüber zu reden oder Fragen zu stellen. Immer wieder – in allen Altersstufen – sind Aggressionen, ist eine Wut, die sich auf den Arzt, den Pfarrer, einfach auf die Umwelt richten kann, ein Signal für uns, unausgesprochene Fragen zu hören. Gleichzeitig ist ausgelebte, nicht verbotene Wut auch eine Möglichkeit, auf gesunde Weise mit dem Tod zu kämpfen.

Für Kinder von ungefähr acht Jahren an ist der Tod bei aller Grausamkeit auch „spannend", wie es Erwachsene, die sich an ihre erste Begegnung mit dem Tod zu erinnern versuchen, immer wieder erzählen. Neugierig fragen Kinder dieser Altersstufe nach Sterben, Tod und Beerdigung – vor allem dort, wo sie nicht ganz nah betroffen sind. Häufig „erforschen" Kinder dieser Altersstufe den Friedhof und studieren auch Todesanzeigen. Eigentlich möchten sie fragen, darüber sprechen. Sind sie aber selbst betroffen, so steht häufig schon bei Kindern – unsere Berichte zeigen es – das Bedürfnis, mit der Trauer alleinsein zu wollen, im Vordergrund. Nicht zufällig kommt das Stichwort „Geheimnis" im durchaus positiven Sinn immer wieder vor: Das Kind möchte sein Geheimnis, seine ganz persönliche Erinnerung an den Verstorbenen, auch an ein Tier, bewahren. Es ist für uns Erwachsene eine Gratwanderung: Wir möchten den Tod nicht tabuisieren, wir sollten Fragen des Kindes beantworten – ihm aber gleichzeitig seine Intimsphäre, seine Geheimnisse lassen.

Für die meisten Kinder ist der Tod der Mutter das Bedrohlichste schlechthin. Kinder im Alter von sechs oder sieben Jahren fürchten sich vor dem Tod der Mutter, oft ohne irgendeinen äußeren Anlaß. Es ist die Extremform der Trennungsangst. So fürchten schwerstkranke Kinder in der Klinik, der Mutter könnte auf der Heimfahrt vom Besuch in der Klinik etwas zustoßen; diese Angst ist in der Regel wesentlich größer als die Angst vor dem eigenen Tod. Andererseits sind Kinder, die bei der Mutter geborgen sind, erstaunlich tragfähig. Man weiß, daß Kinder, sofern sie bei ihrer Mutter waren, den Tod von Menschen, etwa in Kriegssituationen, ohne psychischen Schaden miterlebten. Es darf uns nicht schockieren, wenn Kinder einen Mutter-„Ersatz" recht gut akzeptieren, so freuen sich die beiden Kinder in unserem 7. Bericht (Seite 41) ganz selbstverständlich über die „neue" Frau des Vaters, die schon recht bald an die Stelle der Mutter tritt: „Jetzt bin ich fröhlich, weil Beatrice da ist" oder „Mein Vater hat 'ne Freundin kennengelernt. Sie ist sehr lieb..." Das überlieferte Märchenbild von der bösen Stiefmutter müßte beerdigt werden!

Daß bei Schulkindern immer wieder ein starker Leistungsabfall zu beobachten ist, wenn sie einen sehr nahen Angehörigen verlieren, scheint uns verständlich. Es spiegelt sich am Rand auch in unseren Berichten. Wir lesen von einer Lehrerin, die keine Zeit für das betreffende Kind hatte – und haben gleichzeitig den Verdacht, daß es hier gar nicht um Zeitmangel, möglicherweise aber um Verlegenheit, Unvermögen, Nicht-Orientiertsein geht. Es müßte uns ein Anliegen sein, für betroffene Kinder bei den Lehrkräften oder als Lehrkräfte Verständnis zu wecken – und diesen Kindern die Rückkehr in einen normalen Schulalltag zu erleichtern. Sofern eine Lehrerin oder ein Lehrer fürs Kind eine geliebte Vertrauensperson ist – und dies ist zum Glück nicht selten –, kann sie in einer Situation, in der die engsten Angehörigen vor lauter Betroffenheit sprachlos werden, zur wichtigen Gesprächspartnerin werden. Allerdings zeigt uns der Junge in unserem 12. Bericht (Seite 55) auch, daß er vor der geliebten Lehrerin der starke Mann mit seinen Geheimnissen bleiben will. Wir sehen: Verallgemeinerungen sind gefährlich. Immer wieder ist Fingerspitzengefühl nötig, sind vor allem „Signale“ des betroffenen Kindes selbst wahrzunehmen – es sagt uns, wenn und worüber es reden will.

Will man, wie dies psychologische Untersuchungen auf überzeugende Weise tun, die Beziehung zum Tod in verschiedenen Altersstufen darstellen, so gerät man, auch angesichts unserer Berichte, immer wieder in Schwierigkeiten. Gerade Todeserlebnisse machen den „Normalfall“ unmöglich, auch im Hinblick auf die Entwicklung des Kindes. So sind Kinder, die ihren Tod vorausahnen, ungeheuer reif für ihr Alter. So machen Kinder, die dem Tod begegnen, Entwicklungssprünge – wie der Junge in unserem 11. Bericht (Seite 54), der nach der intensiven Auseinandersetzung mit dem Tod glaubt, die Klugheit der Verstorbenen „sei in ihn übergegangen“ und er habe jetzt beim Klavierspielen einen viel besseren Rhythmus. Darin drückt sich vielleicht auch das unbeschwerte Verhältnis von Kindern zur Zeit aus, das in solchen Augenblicken plötzlich bewußter, auch erwachsener wird.

Beerdigung – Friedhof – Trauer

„Die Zeit nachher“ bezeichnet einer unserer Berichte (2, Seite 19) als schwieriger als die Krankheitszeit davor, in der man noch kämpfen konnte. In einem anderen Bericht (4, Seite 30) – auch hier geht es um den Tod eines Kindes – empfindet die Mutter „Erleichterung“. Es gibt auch hier keine Verallgemeinerungen. Immer wieder aber werden Friedhofsbesuche, die Stationen des Erinnerns sein können, als positiv empfunden. Nirgends ist von Kindern die Rede, die Angst vor dem Friedhof hätten. Besonders hilfreich scheinen regelmäßige Besuche am Grab: zu Weihnachten, am Geburtstag. Kinder haben das Bedürfnis, für Verstorbene etwas zu tun, auch wenn es „nur“ das Hinlegen einer Blume, das Anzünden einer Kerze ist. Rituale sind hilfreich im Umgang mit Tod und Trauer.

Und das Ritual der Beerdigung? „So wie ein Fest mit vielen Leuten – ohne zu feiern“, nennt es ein Bruder in der Rückschau. „Ein bißchen komisch... so viele Leute, die ich nicht kannte“, sagt ein anderes Kind. Damit sind zwei wichtige Probleme angesprochen, die aber nicht davon abhalten sollen, Kinder zu Begräbnis-Feiern mitzunehmen. Ich glaube, Kinder dürften oder sollten dabei sein dürfen, vorausgesetzt, daß wir sie vorbereiten und begleiten. Sicher müßte es bei der Vorbereitung einer Beerdigung schon mit dem Pfarrer besprochen werden, ob Kinder teilnehmen, ob und wie sie miteinbezogen werden. Ich halte es für sinnvoll, daß Angehörige in dieser Hinsicht Wünsche äußern, auch den Pfarrer, Freunde, Angehörige um Hilfe bitten. Auf keinen Fall dürfen sich Kinder ausgeschlossen fühlen – auch nicht von der Trauer der eigenen Mutter, des eigenen Vaters, die beim Verarbeiten der eigenen Trauer fast nicht in der Lage sind, „auch noch" Antennen für die unartikulierte Trauer ihrer Kinder zu haben.

Immer wieder gibt es Kinder, die nach dem Tod eines lieben Menschen wie erstarrt, scheinbar teilnahmslos sind – und sich abkapseln. Man läßt sie „in Ruhe" und glaubt, sie damit zu schonen. Auch hier sind oder waren feste Rituale ausgesprochen hilfreich. In ländlichen Gegenden kannte jedes Kind bis vor wenigen Jahrzehnten jene Leichenzüge, denen „das ganze Dorf" folgte; vielerorts stand jeweils der offene Sarg – fast selbstverständlich – neben der Kirche, neben der Friedhofskapelle. Tote waren in der guten Stube aufgebahrt. Nachbarn und Freunde kamen. Es wurde gebetet. Tod und Beerdigung wurden weniger „versteckt" – also bestand eher die Möglichkeit, mit Kindern oder vor Kindern darüber zu reden. Gerade die „stillen Beerdigungen" im allerkleinsten Familienkreis sind typisch für die neueste Zeit. Immerhin ist es in unseren Berichten erstaunlich, daß hier mehrere Kinder verstorbene Angehörige sehen und offen bekennen: „Es tat weh" oder „Es tat mir wohl" oder „Sie sah aus wie eine stille Puppe." Kinder brauchen für solche Begegnungen viel Kraft und Begleitung.

Möglicherweise müßten auch in unserer Zeit neue Rituale wachsen: öffentliche, kirchliche und ganz private. Im Hinblick auf private Rituale, die uns und den Kindern beim Verarbeiten helfen, haben wir völlige Freiheit und dürfen auch unsere Phantasie gebrauchen, wenn wir etwa das Abendgebet sprechen, wenn wir Friedhofbesuche bewußt gestalten, wenn wir am Geburtstag des Verstorbenen das Fotoalbum anschauen, wenn wir in einer Kindergruppe an gewissen Tagen den Stuhl des fehlenden Kindes wieder in den Kreis stellen. All dies darf oder muß „seine" Zeit haben, all dies darf, muß auch sein Ende haben, damit kein Kult entsteht.

Gerade die Märchen sprechen auch von der Trauer. Aschenputtel „darf“ weinen – so wächst aus dem Haselzweig auf der Mutter Grab der glückbringende Strauch. Trauer muß aber auch aufhören können. So in dem uralten Märchen „Das Totenhemdchen“, das sich in den frühesten Ausgaben der Grimm'schen Märchen findet: Die Mutter „weinte Tag und Nacht“ am Grab ihres verstorbenen Bübleins. Das Kind selbst muß in seinem weißen Totenhemdchen die Mutter ermahnen: „Hör' doch auf zu weinen, sonst kann ich in meinem Sarge nicht einschlafen“.

Wichtiger aber ist, daß die Tränen vorerst „fließen“ dürfen, auch äußerlich. Wir wissen heute, wie gefährlich unterdrückte Trauer werden kann. In der Kindheit unterdrückte Trauer kann, so sagen es uns zuverlässige psychologische Untersuchungen, später zu Depressionen führen. Es ist darum eine wichtige Aufgabe, Kindern beim Benennen ihrer Trauer zu helfen, sie aber auch hier – unsere Berichte ermuntern dazu – niemals unter Druck zu setzen. Immer soll uns dabei als Richtlinie dienen: Mit-Trauer – nicht Mitleid!

Daß das Beobachten und Erleben von Werden und Vergehen in der Natur, daß auch das bewußte Wahrnehmen eines toten Käfers am Wegrand, daß das Einbeziehen alter und uralter Menschen in unser Leben es uns möglich macht, über Tod und Leben zu reden, bevor der „Ernstfall“ eintritt, sei hier nur erwähnt.

Für schwieriger halte ich die Frage, wie man mit Kindern über das „Jenseits“, über die „Trennung von Leib und Seele“, über ein „Wiedersehen im Himmel“ spricht – Fragen, die vor allem größere Kinder beschäftigen. In der heutigen Zeit wird aber auch von „Nahtoderlebnissen“ bei Kindern gesprochen – Erfahrungen, die Blicke in die „andere“ Welt ermöglicht haben und beruhigen sollen, da das „spätere“ Leben ja hell und gut ist. Joanne Klink erzählt in ihrem Buch „Früher, als ich groß war“ von Kindern, die sich an ihre Zeit vor der Geburt erinnern, die zeichnen, wie sie auf die Erde kommen und nach dem Sterben wieder in den Himmel zurückkehren. Sie haben, so diese Berichte, ihr früheres Leben noch nicht vergessen. Auch in der anthroposophischen Literatur findet sich der Gedanke der Reinkarnation; es werden Aussagen von Kindern zitiert, die in Gesprächen über weit Vergangenes sagen: „Damals gab's mich schon.“

Der Umgang mit all diesen Meinungen, Erklärungen und Vermutungen scheint mir problematisch. Sie lassen sich nicht leicht mit der christlichen Botschaft von der Auferstehung verbinden, mit dem Glauben an die Auferstehung des *ganzen* Menschen. Wie Auferstehung geschieht (wo wir doch von der Verwesung des Leibes wissen), soll offen bleiben – und das ist für uns und die Kinder oft frustrierend, schmerzlich. Nur Bilder können die Brücke von diesem irdischen zu jenem „himmlischen" Leben bilden. Es sind Bilder, die sagen, daß es ganz anders sein wird – so wie die Form des harten kleinen Samenkorns nichts mit der Blume, dem Baum, der daraus wird, zu tun hat – und doch ist beides Leben, das „alte" Leben, das „neue" Leben. Verbunden sind die beiden Bereiche durch das Reich Gottes, das sich im Himmel und auf Erden befindet. Jesu Gleichnisse vom Gottesreich sind sowohl Zukunftsvisionen als auch Lebenshilfen für unsere jetzige irdische Welt, die kein Jammertal sein soll. In diesem Zusammenhang sind die Gleichnisse, die Jesus erzählte und die von der uneingeschränkten Geborgenheit bei Gott, von Angenommensein sprechen, ebenso wichtig wie die Geschichten, in denen direkt von Tod und Auferstehung geredet wird. Gerade Gleichnisse wie jenes vom verlorenen Sohn und vom verlorenen Schaf, weisen besonders auf die Bedeutung von Geborgenheit und Gerechtigkeit unter den Menschen hin. Sie ermuntern auf außergewöhnliche Weise zum Vertrauen auf Gott als Vater, als Mutter, als Hirt, der uns trägt – auch hinüber über den Fluß.

Loslassen-Können oder die „kleinen Tode"

Ein kleines Kind betrachtet sich als Mittelpunkt der Welt. Dies ist für eine gesunde Entwicklung nötig. Es muß „ich" sagen lernen, es muß sich selbst entdecken. Aber schon bald erfährt es, so sagt es Pestalozzi, „einen ersten Schatten des Gefühls, daß die Mutter nicht um seinetwillen in der Welt sei, den ersten Schatten des Gefühls, daß nicht alles um seinetwillen in der Welt sei, und mit ihm entkeimt noch das zweite Gefühl: Daß auch es selbst nicht um seinetwillen allein in der Welt sei..." Pestalozzi zieht aus dieser Beobachtung Schlüsse im Hinblick auf die Entwicklung des kindlichen Gewissens, auch auf die notwendige Nächstenliebe, die das Kind lernen muß. Auch wenn die Beobachtungen Pestalozzis noch heute von Bedeutung sind, so sind wir doch im Hinblick auf das Gewissen, das meist schnell zum schlechten Gewissen wird, zurückhaltend geworden. Wir möchten gerade religiöse Erziehung nicht zur Bedrohung werden lassen. Piaget, einer der bedeutendsten Psychologen unseres Jahrhunderts, schreibt: „Durch das Phänomen Tod wird das Kind gezwungen, seine Neigung zu durchbrechen, alles in der Welt sich so vorzustellen, als sei das nur für den Menschen und sein Wohlbefinden eingerichtet." Er deutet die gleiche Beobachtung, daß das Kind die „Grenzen" des Lebens, die Grenzen der Machbarkeit erkennen muß, im Zusammenhang mit dem Tod. Das Leben ist begrenzt durch den Tod – andere Grenzerfahrungen werden damit zur Vorbereitung auf den Tod.

Die Tatsache, daß es auf die schwierigen Warum-Fragen nach Leid, Krankheit, Ungerechtigkeit keine eindeutige Antwort gibt, müssen Kinder akzeptieren lernen, auch wenn wir sie gleichzeitig ermuntern, gegen das Leid und die Ungerechtigkeit aktiv zu werden. „Kleine Tode" aber, mit denen wir leben und vor denen wir Kinder nicht verschonen können, sind neben Erfahrungen von Leid, neben dem Tod von Tieren auch Umzüge, Abschiede, von Menschen wie von Lebensphasen, das Hergeben oder Verschenken geliebter Gegenstände, das Leben mit unerfüllten Wünschen, das Unterscheiden belebter und lebloser Dinge.

Zum Schluß sei auch in diesem Zusammenhang nochmals auf ein Märchen hingewiesen: Im Märchen von den Sterntalern gibt ein armes Kind alles, was es besitzt, hin, alles, was zu Sicherheit und Wohlbefinden gehört, um dann eine völlig neue Entdeckung zu machen: Die Sterne fallen als Goldtaler vom Himmel – eine Realität leuchtet auf, die hinüberweist in eine andere Welt. Das Kind im Märchen „war reich für sein Lebtag"; das zuhörende Kind aber erlebt, vielleicht auf halbbewußte Weise, daß das Hergeben zu neuem, völlig unerwartetem Reichtum führt.

Kaspar Kiepenheuer

Kindliche Todesvorstellungen

„Kind und Tod – das paßt doch wie die Faust aufs Auge!“ mag man denken, wenn man mit dieser Thematik nur flüchtig konfrontiert ist. Im folgenden will ich beschreiben, wie gerade dieses problematische Zusammentreffen – Kind und Tod – bei allem Schmerz zu neuen Horizonten führen kann.

Es soll hier nicht nur die Rede sein von den Erfahrungen sterbender Kinder, sondern auch von Erfahrungen, die Kinder machen, wenn sie mit dem Tode anderer oder auch nur mit dem Gedanken an den Tod konfrontiert sind. Wie sieht der Tod aus dem Blickwinkel eines Kindes aus?

Es gibt nicht *die* spezifische Todesvorstellung eines Kleinkindes, eines Schulkindes oder eines Pubertierenden. Vielmehr ist der Tod eine Grenzerfahrung, die die Betroffenen über den alltäglichen normalen Erfahrungshorizont und über die konkrete lebensgeschichtliche Stufe hinaushebt. Ein sterbendes Kind wird zu einem Weisen. Es ist imstande und führt uns – nicht wir es – in unbegreifliche Welten ein. Dies ist mir als bewegende, unvergeßliche Erfahrung vor allem aus meiner Arbeit als Assistenzarzt in einer Kinderklinik zurückgeblieben: Ich erlebe mich als ein Geführter, nicht ein Führender, wenn ich dem Tod in seinen vielfältigen Erscheinungsformen begegne.

In meinen Ausführungen, in denen ich eine Art Reife-Entwicklung der kindlichen Todesvorstellungen aufzeige, werde ich auf eigene Kindheitserlebnisse zurückgreifen sowie auf Kinder, denen ich im persönlichen Leben oder bei meiner ärztlichen Tätigkeit begegnet bin.

Eigene Erlebnisse

Ich erinnere mich, wie meine Eltern einmal weg waren und ich sehnsüchtig bangend am Fenster saß. Ich war vielleicht fünf Jahre alt und fühlte mich elend und verlassen, obwohl mein älterer Bruder da war. Ich hatte noch keinen Zeitbegriff, der mir hinübergeholfen hätte zur Vorstellung einer baldigen rettenden Rückkehr der Eltern. Sie waren für mich „wie tot", so muß ich es heute rückblickend sehen.

Leben und Tod, Erde und Himmel waren für mich damals durchlässig: Das konnte bedrohlich und tröstlich zugleich sein. Bedrohlich, weil ich zum Beispiel die Eltern, die ja eigentlich „nur kurz" bei Freunden in der Stadt waren, für tot hielt. Tröstlich, weil ich mir gleichzeitig einbildete, den wirklichen Tod (unserer Katze zum Beispiel) in meiner mächtigen Phantasie wieder rückgängig machen zu können. Die Psychologie spricht von der kleinkindlichen Allmachtsphantasie. Ich halte diese Fähigkeit für eine wunderbare Gabe, die es kleinen Kindern ermöglicht, ihre Machtlosigkeit zu kompensieren, unter der sie sonst unsäglich leiden würden.

Wenn diese „Allmacht" aber so weit geht, daß – wie in dem Beispiel aus meiner eigenen Kindheit – die Eltern vorübergehend für „tot" erklärt werden, kann dies große Schuldgefühle auslösen: Das Kind, das Macht zu haben glaubt über Leben und Tod der Eltern, fühlt sich (potentiell) schuldig, falls die Todesphantasien sich bewahrheiten und ein Elternteil tatsächlich sterben sollte. So erklären sich manche Fälle von Trennungsängsten oder von Schulverweigerung bei Kindern.

Mit elf Jahren wurde ich zum ersten Mal real mit dem Tod konfrontiert. Ein 7jähriges Mädchen aus der Nachbarschaft war aus dem Gartentörchen auf die Straße gelaufen und von einem vorbeifahrenden Auto erfaßt worden. Sie war sofort tot. Als ich die Todesnachricht erhielt, überkam mich ein unbeschreibliches Schauergefühl. Ich kannte das Mädchen nur flüchtig, war aber fasziniert von ihrer engelhaften Unerreichbarkeit. Durch den Tod wurde sie jetzt noch viel unerreichbarer.

In jener Familie war es selbstverständlich, daß das tote Kind für einige Tage zu Hause, in seinem eigenen Bettchen und mit gefalteten Händen, aufgebahrt wurde. Auch ich wurde in dieses Zimmer geführt, wofür ich heute (rückblickend) sehr dankbar bin. Es ergriff mich ein unendlicher Friede, der den Schmerz zwar nicht wegnahm, ihn aber erträglicher machte. Das Mädchen lag engelhaft da, eingebettet zwischen Blumen und brennenden Kerzen. So konnte auch ich meinen unaussprechlichen Schmerz einbetten. Ich fühlte mich selbst, gerade *in* dieser schmerzlichen Erfahrung, geborgen und getragen. Es tat sich für mich durch diese Todesbegegnung ein Fenster auf in einen Bereich, der mir bisher fremd gewesen war.

Meine religiösen Vorstellungen waren damals stark verbunden mit Naturerlebnissen. Das reiche, bunte Leben in Wald und Wiese und am Fluß mit all den Gerüchen, Bildern und Klängen war ein wichtiger Teil der großen Ordnung, in der ich mich aufgehoben fühlte. Was wir Kinder in der Natur erlebten, paßte zu unserem Gutenachtgebet, das zum Vertrauen in diese und in eine jenseitige Welt ermutigte.

Als ich vierzehn Jahre alt war, starb meine Großmutter. Nur vage erinnere ich mich, daß sie im Fieber, Stunden vor ihrem Tode, von den Fischerbooten sprach, die sie sehnsüchtig erwartete, um von ihnen abgeholt und über das große Wasser gebracht zu werden. Von ihrer Beerdigung weiß ich nur noch, daß der Mechanismus zur Senkung des Sarges in die Grube nicht so recht funktionieren wollte, was meinen Onkel aufbrachte, da ihm eine reibungslose Abwicklung der Beerdigung wichtig war. Diesen Onkel bewunderte ich wegen seiner rein sachlichen Denkungsart. Damals betrachtete ich die Welt von einer streng konkretwissenschaftlichen Warte.

Mein Medizinstudium begann mit einem Pflege-Praktikum in einer Klinik. Die Verstorbenen wurden in einem kalten Kellerraum gelagert, der Oberpfleger erklärte mir die korrekte technische Abwicklung (Anbringung der Etikette an der rechten Fußzehe). Mehr gab es nicht. Ich fror innerlich. Auch im anatomischen Seziersaal war kein Platz für Gefühle. So auch im ganzen weiteren Studium.

Daß man uns eher das Rüstzeug eines Technikers vermittelt hatte als die Fähigkeit, mitzufühlen und mitzuleiden, wurde mir nach dem Studium schmerzlich bewußt. In der Kinderklinik, in der ich arbeitete, gehörte ich eine Zeitlang zu jenen Schwestern und Ärzten, die um sterbenskranke Kinder lieber einen Bogen machten, anstatt ihnen und ihren Angehörigen in die Augen zu schauen.

Sobald ich mir aber – trotz Klinik-Streß – die Zeit nahm, bei diesen Kindern zu verweilen, erinnerten sie mich mit ihren Gedanken, ihren Bildern und Träumen bald an die eigene Kindheit. Alte Bilder tauchten in mir auf, an die ich anknüpfen konnte. Was mir die Bilder bedeuteten, die die kranken Kinder zeichneten, beschreibe ich in meinem kurzen Beitrag „Mitten im Leben der Tod“ (Seite 8)

Erfahrungen als Kinderarzt und Therapeut

Sehr lebhaft erinnere ich mich an den leukämiekranken Stefan, dessen ganze Sprache in seinen Bildern lag. Zwischen seiner Erkrankung und seinem Tod mit neun Jahren lag eine Zeitspanne von drei Jahren. Stefan kommunizierte mit mir, indem wir gemeinsam vor seinen Zeichnungen saßen, die ich zu beschreiben hatte, während er schmunzelnd nickte, mit den Schultern zuckte oder mit mit dem Ellbogen einen sanften Stoß gab, damit ich besser hinschaute. Er war ein sanftes, ja scheinbar gefügiges Kind, das seine Untersuchungen und Behandlungen willig über sich ergehen ließ. In den Bildern aber zeigte er ein ganz anderes Gesicht. Dort begegneten sich Indianer oder kanonenbewehrte Seeräuberschiffe in wildem Kampfe. Oder der Arzt im weißen Kittel und mit der Spritze in der Hand erhielt einen saftigen Fausthieb, so daß ihm Brille und Spritze zu Boden fielen.

Stefan machte mich zu einem Eingeweihten in sein geheimes Wissen, indem er mir einen kleinen „Eintritts-Ausweis“ anvertraute, auf den er einen Totenkopf und den Namen Alibaba gesetzt hatte. In späteren Bildern deutete er seine Vision von einem Himmel an, der zuerst fremd und fast bedrohlich wirkte, später aber einen gütigen Charakter annahm.

Es hing wohl mit der Dauer und der Schwere seiner Krankheit zusammen, daß er sich zu einer Reife entwickelte, die für einen 9jährigen Knaben sonst ganz ungewöhnlich ist. Diese Erfahrung machen übrigens viele Eltern, deren Kind nach schwerer Krankheit stirbt: Das Leben dieser Kinder erscheint nicht einfach und unvermittelt abgeschnitten, sondern hat sich in einem Bogen vollendet, der nur an Jahren, nicht aber an Intensität und Fülle einem langen Leben nachsteht. Welche Bedeutung im Falle von Stefan die christliche Erziehung und ihre Bilder hatten, geht aus dem Bericht 4, Seite 30 hervor, den die Mutter uns viele Jahre nach Stefans Tod gab.

Es waren die Brüder von Stefan, die auf ihre Weise ganz wichtige Pioniere wurden für mein Verständnis der Situation der hinterbliebenen Kinder. Der größere war verstummt angesichts des Geschehens. Erst als er die Situation bildlich darstellen konnte (der tote Bruder auf der anderen Seite eines Baches), fand er seine Sprache wieder. Der kleinere Bruder war von der Idolisierung des Verstorbenen so ergriffen, daß ihm das Leben auf der Erde nichts mehr wert schien im Vergleich zur Existenz im Himmel beim verstorbenen Bruder. Haben hier die trauernden Eltern mit ihrer Ehrung des Toten des Guten vielleicht zuviel getan? Der kleinere hatte ja schon zuvor im Schatten des kranken Bruders gestanden und heimlich gelitten, worauf er vermutlich durch sein Bettnässen aufmerksam machen wollte.

Nicht selten entsteht durch den Schmerz der Eltern um ein verstorbenes Kind eine große Belastung für die anderen Kinder. Eine italienische Familie stellte die Urne eines verstorbenen Kindes auf das Wohnzimmer-Buffet, so daß sie den zu lähmender Ehrfurcht angehaltenen Geschwistern ständig vor Augen war. Eine andere Mutter verbrachte noch Monate nach dem Tode ihrer Tochter viele nächtliche Stunden *auf* (!) deren Grab, ohne zu merken, daß die beiden lebenden Geschwister zusehends verwahrlosten. Andere Eltern konservieren das Zimmer des toten Kindes, als ob es noch lebe, anstatt den Überlebenden den freigewordenen Raum zu überlassen.

Was sich in diesen Fällen nach außen hin konkret zeigt, geschieht in anderen Fällen weniger augenfällig innerlich: So habe ich schon mit manchen Eltern daran gearbeitet, in ihrem Herzen neuen Raum zu schaffen, indem sie von dem Toten geziemenden Abschied nehmen. Dies bedeutet schwere seelische Arbeit. Wie viele Jahre die Trauerarbeit dauern kann, zeigen die Berichte (Nr. 2, S. 19) von Thomas' Brüdern und deren Mutter.

Welche starken Bilder des göttlichen Aufgehobenseins in der letzten Not auftauchen können, hinterließ uns ein 10jähriges Mädchen. Nach einer notfallmäßigen Bauchoperation verschlechterte sich ihr Zustand zusehends. Bei schwindendem Bewußtsein wünschte sie von ihrer Mutter immer wieder die Geschichte vom guten Hirten zu hören oder das Lied „Weil ich Jesu Schäflein bin“. Später, im Sterben, berichtete sie der Mutter mit letzter Kraft, sie sehe eine Wiese voller Blumen mit vielen spielenden Kindern, und rief: „Mutter, jetzt kommt er!“ Sie fragte die Mutter, wie sie ihn anfassen solle, und gab sich selbst die Antwort: „Ach so, ich weiß schon, wie meinen Bräutigam.“ Aus der Mythologie und aus der Märchenwelt ist uns das Urbild vom Tod als einer Vermählung bekannt. Bei den Gebrüdern Grimm lesen wir in den Kinderlegenden „Die Himmlische Hochzeit“: Zu guter Letzt vermählt sich der arme verhungernde Bauernjunge mit der Mutter Gottes und ist „tot zur ewigen Hochzeit“.

Ein Vergleich mit den Nahtod-Erfahrungen, die wir aus zahlreichen Berichten kennen, bietet sich an. Dort hören wir immer wieder, daß die Betroffenen am Rande des Todes von einer Gestalt oder einer Kraft empfangen werden, die Güte und Wärme ausstrahlt. In der Psychologie von C. G. Jung sprechen wir von archetypischen Gestalten oder vom kollektiven Unbewußten, das uns besonders in kritischen Momenten des Lebens in solch bewegender Weise entgegentritt. Aber ist es nicht zugleich eine religiöse Erfahrung, ja eine Begegnung mit Gott? Hier stehen sich die psychologische Betrachtung und die religiöse keineswegs entgegen, vielmehr sind die göttliche Offenbarung und die Begegnung mit den tiefsten unbewußten Schichten Aspekte der gleichen Grenzerfahrung, die unsere vertrauten Raum- und Zeitvorstellungen zu transzedieren scheint.

Wie steht es nun mit Kindern, die keinen religiösen Hintergrund haben? Gibt es Religion auch ohne religiöse Erziehung? Zunächst scheinen Kinder religiöse Bilder und Symbole mit großer Begierde aufzunehmen, weil tief in ihrer Seele Urbilder angelegt sind, die nach äußeren Entsprechungen suchen. Wenn Kinder sich in Grenzsituationen des Lebens befinden, werden diese Urbilder lebendig. Kinder bedürfen dann besonders einer Bestätigung und Bejahung dieser inneren Bilderwelt. Erhalten Kinder im Laufe ihrer Erziehung wenig Bestärkung dieser Art, so drohen diese spontanen Quellen zu versiegen.

Ich erlebte aber auch, daß Kinder dann ganz eigene, neue Symbole entwickeln, von denen ihr Leidensweg begleitet wird. So äußerte ein 13jähriges Mädchen in ihren letzten Lebensminuten, bei schwindendem Bewußtsein und starkem Fieber einen sonderbaren Wunsch, den sie immer wieder aussprach: „Gebt mir Sand und Kies zu essen!“ Die Eltern standen diesem Wunsch hilflos gegenüber – sozusagen mit leeren Händen. Der Vater saß neben dem Mädchen und war verwirrt, aber auch berührt, von der Orakelhaftigkeit ihres Begehrens. Wünschte sie Gewicht, Ballast, um Erdenschwere zu behalten? Oder verband sie sich in ihrer Phantasie schon mit der Erde, von der sie aufgenommen werden sollte? Der Vater legte seinen Arm schützend um sie und er spürte, wie ein letztes unvergessenes Geschenk seiner Tochter, ihren kräftigen Händedruck.

Ein leukämiekranker Junge, den ich nur wenige Male sah, bevor er starb, verscheuchte den Gedanken an den nahenden Tod häufig durch

Fernsehen und Comic-Hefte oder durch sein betont spaßiges Auftreten. Leider blieb mir seine Seele auch in den letzten Lebenstagen weitgehend verschlossen. Die Eltern erlebten ihn als sehr tapfer. Ich glaube, er war es seinen Eltern zuliebe. Denn sie schienen noch nicht bereit, den Tod ihres Kindes wirklich zu akzeptieren. Seine clowneske Fröhlichkeit kam ihrer eigenen Verleugnung des Todes entgegen. Bei mir hatte er den einzigen, dafür intensiven Wunsch, ein Schwert zu bauen. In meiner kleinen Werkstatt (einer Art Räuberhöhle) kam ihm nachher noch die Idee, wir könnten einen Tunnel graben, von meinem Keller bis hinüber zu seinem Haus. Gern wäre er wiedergekommen, denn sein Schwert sollte noch eine Scheide bekommen, aber er wurde bald so schwach, daß ich ihn nur noch zu Hause besuchen konnte, um ihm sein Schwert zu bringen. Für welchen Kampf sollte sein Schwert und für welchen Übergang sein geheimer „Tunnel" wohl dienen? Wie gut, daß er einen Ort fand, um diese Dinge entstehen zu lassen. Ich hoffte, diese von ihm gewählten Symbole würden ihn auf seinem letzten Weg stärken und eine wegweisende Bedeutung haben.

Jüngere Kinder können ganz unbefangen vom Paradies sprechen. Ein Kind stellte sich seine Großmutter leibhaftig im Himmel vor und sah seinen toten Bruder in der Obhut des lieben Gottes (siehe Bericht 4, Seite 30). Vielleicht dürfen wir uns vorstellen, daß kleine Kinder diesen Sphären näher sind, während Jugendliche sich mehr und mehr mit der konkreten äußeren Welt bewußt verbinden und eine Erinnerung an ihre himmlische Herkunft vergessen. Erst in Zeiten der Not oder des Überganges, d. h. in der Pubertät, in bedrohlicher Krankheit, Depression und Todesnähe scheint dieses alte Wissen wieder lebendig zu werden.

Wenn einem Kind der nahe Tod der Mutter oder des Vaters droht, können wir uns vorstellen, wie sehr der Boden seiner Existenz zu schwanken beginnt. Das Kind besitzt meist keine Worte dafür. Vieles hängt davon ab, wie offen zu Lebzeiten der Mutter oder des Vaters von dem drohenden Tod gesprochen werden kann. Die Regel ist, daß tapfer geschwiegen wird und das Kind zu einem Mit-Verschwörer des Schweigens gemacht wird. Die „Tapferkeit" dieser Kinder wird von Außenstehenden häufig bewundert, was das verbissene Schweigen meist nur noch verstärkt. Die Kinder stellen sich ganz auf das ein, was ihre Umgebung zu hören bereit ist.

Ich begegnete Kindern in meiner Praxis, die auch Monate nach dem Tod der Mutter weder zu Hause noch im Schutze der Therapie den Namen der Mutter, geschweige denn die eigenen Gefühle angesichts des Todes der Mutter aussprechen konnten. Besonders lähmend für ein Kind ist es, wenn sich – wie das oft der Fall ist – untergründige Schuldgefühle eingenistet haben. Ein kleiner Junge hatte immer wieder hören müssen: Mach doch deiner kranken Mutter nicht so viel Kummer, dann wird sie bald wieder gesund! Statt mit gesunder Wut zu reagieren, wurde er immer angepaßter, im Glauben, für das Schicksal seiner Mutter die Verantwortung zu tragen. Als die Mutter dann nicht gesund wurde, sondern starb, war es klar für den Jungen, daß er den Tod der Mutter herbeigeführt haben mußte.

Wenn wir Kindern begegnen, denen ein naher Verwandter gestorben ist, müssen wir bereit sein, auch abgründige Gedanken und Gefühle für möglich zu halten und zu deren Befreiung beizutragen. Wenig halte ich von der verbreiteten Gewohnheit, das „arme" Kind von der Wucht des traurigen Ereignisses zu verschonen oder es gar von der Beerdigung fernzuhalten und es mit (geheuchelter) Fröhlichkeit so schnell wie möglich zum gewöhnlichen Alltag zurückzuführen. Wohl gibt es auch bei Kindern eine natürliche Abwehr, wenn sie ein Ereignis noch nicht begreifen können und wollen. Leider ist es aber meistens so, daß diese Kinder sich ihrem sprachlosen, abwehrenden Umfeld anpassen, auch wenn sie bereit wären, sich mit ihren Gefühlen von Trauer, Schuld oder Wut einem Erwachsenen anzuvertrauen. Vielleicht erst nach Jahren, oder gar als Erwachsene, entdecken sie dann, daß sie mit der verpaßten Trauer um ein Stück ihres Lebens betrogen worden sind.

Im Denken von Pubertierenden haben märchenhafte oder religiöse Vorstellungen von einem Paradies oder einem Schöpfer oft wenig Platz. Aber gerade Jugendliche sind im Verborgenen oft auf intensiver Suche nach einem tieferen Sinn ihres Lebens und der Welt, gerade weil sie in ihrer natürlichen Auflehnung gegen die Eltern überlieferte Ordnungen über Bord geworfen haben. In Träumen, Phantasien, aber gelegentlich auch in Suizidgedanken spielt der Tod bei Jugendlichen eine zentrale Rolle. Die Verarbeitung einer Todeserfahrung scheint mir gerade in diesem Alter besonders schwierig, weil das alte Gefüge der Kindheit nicht mehr hält und ein neues noch keine verläßlichen Formen angenommen hat.

Ein 16jähriger Junge erzählte mir von seiner Verzweiflung, als eine (ihm kaum bekannte) Nachbarin starb: „... Das Klima des Todes ist das unheimlichste aller Gefühle, eine Urgewalt tritt auf. Man wird aus der Bahn geschleudert... Ich hasse den Tod!..." Dieser Junge spürte damals auch, daß seine Kindheit zu Ende ging und, sozusagen sterben mußte. Er fühlte sich als ein Nichts in einer namenlosen Unendlichkeit. Erinnerte ihn der Tod jener Frau an diesen eigenen „kleinen Tod"?

Ich fand für ihn keine hilfreichen Worte, auch wollte ich keinen zu leichten Trost geben in dieser ernsten Sache. Ich bat ihn, sich hinzusetzen und etwas zu malen. Es entstand das Bild von einem Wasserfall mitten in der Wüste, am Horizont die schwarzen Silhouetten von großen Kakteen, dahinter die untergehende Sonne. Anhand des Bildes beschrieb er mir seine Betrübnis: So wie die einzelnen Sandkörner erlebe er sich als ein Nichts in der großen Weite, und so wie die Wassertropfen in der Wüste verpuffe auch er zu Nichts. Er versenkte sich in diese schmerzlichen Gedanken, bis er plötzlich wie erlöst aufschaute: Der Wasserfall würde ja gar nicht bestehen, wenn nicht die einzelnen Wassertropfen wären, ebensowenig die Wüste, wenn es nicht die einzelnen Sandkörner gäbe. Diese Erkenntnis führte ihn zu einem weiteren Einfall: Das Wasser verschwinde ja nur scheinbar, es steige ja auf, bilde Wolken und komme schließlich als Regen wieder herunter, so gehe das Leben immer weiter.

Dazu fiel uns dann gemeinsam das Gedicht „Gesang der Geister über den Wassern" von Goethe ein, das mit dieser Strophe beginnt:

„Des Menschen Seele
Gleicht dem Wasser:
Vom Himmel kommt es,
Zum Himmel steigt es,
Und wieder nieder
Zur Erde muß es,
Ewig wechselnd."

Das Angstbild dieses Jungen wurde für ihn so zu einem Bild des Trostes, ja der Bezogenheit zum Göttlichen. In seinen Überlegungen klang die Idee einer Wiedergeburt an. In der eigenen Not lag für ihn der Schlüssel zu deren Überwindung.

Schluß

Wer den Tod oder die Todesbedrohung aus dem Blickwinkel eines Kindes oder eines jungen Menschen miterlebt, wird hierdurch nachhaltig geprägt. Mit den vorgestellten kurzen Beispielen wollte ich deutlich machen, wie Kinder mit ihren starken, unverbrauchten Vorstellungs-Bildern uns Wahrheiten vermitteln können, die uns zwar nicht zutiefst fremd sind, die wir aber, besonders wenn wir aktiv mitten im Leben stehen, weitgehend vergessen haben. Dieses Bewußtsein darf uns leiten, wenn wir Kinder begleiten und behüten wollen, die entweder selbst vom Tode betroffen sind oder einen Tod in ihrem Umkreis zu verarbeiten haben.

Die Arbeit mit den Kindern, die direkt oder indirekt mit dem Tode konfrontiert sind, erlebe ich heute weniger als eine schmerzliche Herausforderung, sondern vor allem als eine Erweiterung des Horizonts. Im Umkreis des Todes werden wir von göttlichen Dimensionen und zugleich tiefsten Geheimnissen der Menschenseele berührt. So kann letztlich der Tod dem Leben seinen wahren Sinn verleihen.

Lothar Janssen

Therapeutisch-seelsorgerliche Begleitung von Kindern

Äußern Kinder in einer therapeutisch-seelsorgerlichen Situation überhaupt ihre religiösen Gefühle? Dieser Fragestellung möchte ich hier kurz nachgehen.

Grundlage für meine Arbeit mit Kindern ist meist der Scenotest. Aus einer Art Koffer kann man beliebig viele Figuren, Bauklötze etc. herausnehmen, um eine bestimmte Situation aufzubauen. Ich beziehe in die Therapien auch den Sandkasten ein, in den man – analog zum Sceno – beliebig viele Figuren und Gegenstände hineinstellen kann. Zusätzlich spielen Bilder, die die Kinder selbst gemalt haben, eine wichtige Rolle.

Bei Marianne und Pascal (siehe 7. Bericht, Seite 41) zeigten sich dabei religiöse Elemente: Pascal sollte – kurz nach dem Tod der Mutter – eine Situation aus der Familie aufbauen. Er stellte die Figur der Mutter hinter einen Baum, die Familie beobachtend. Sein Kommentar war: „Sie ist zwar nicht mehr da, kann uns aber sehen und beobachten." Seine Mutter war in dieser Szene sehr nah bei der Familie, eigentlich noch mitten drin.

Ungefähr ein Jahr später stellte Pascal seine Mutter, für die er die Gestalt eines Engels, der Geige spielt, wählte, weiter von sich weg. Zudem konnte er sie nicht sehen, da er einen großen Pfau, der Rad schlägt, dazwischen stellte. Den Pfau konnte er nicht erklären: „Eben so", sagte er. In der Priscilla-Katakombe in Rom wurde im 3. Jahrhundert ein Pfau an die Decke gemalt: ein christliches Symbol der Auferstehung.

Obwohl seine Mutter gestorben war, konnte Pascal sie anfangs verständlicherweise noch nicht sterben lassen. Erst im Laufe der Zeit akzeptierte er, daß sie tot war. Er konnte die Mutter auferstehen lassen – ausgedrückt im Bild des Pfaus, ohne daß er dieses Bild begründen konnte und mußte.

Die tiefe Ruhe, die das Kind beim Betrachten der aufgebauten Szene ausstrahlte, zeigte mir den inneren Frieden, den er mit seiner Mutter geschlossen hatte. Er konnte sich von ihr lösen und sie auferstehen lassen.

Ähnlich verlief der Entwicklungsprozeß bei seiner Schwester Marianne: Kurz nach dem Tod ihrer Mutter sagte sie zu mir über die Figur, die in einer Szene die Mutter darstellte: „Sie schaut uns aus den Wolken heraus zu." Dabei lag die Figur jedoch fast auf dem Boden – Marianne hatte lediglich einige Bauklötzchen daruntergeschoben, so daß die Figur sich ein wenig vom Boden abhob: Die kleine Figur schaute also vom Boden aus hoch – statt von der Wolke herunter.

In einer späteren Szene setzte Marianne ihre Mutter auf die Spitze eines Kirchturmes und sagte: „Sie schaut mir zu und hat an mir Freude."

Je weiter Marianne im Laufe der Zeit ihre Mutter nach oben setzte, in den Himmel, wie sie es ausdrückte, desto befreiter wirkte sie. Sie brauchte sich nicht mehr verpflichtet zu fühlen, die Mutterrolle in der Familie zu übernehmen. „Manchmal spreche ich auch mit meiner Mutter", erzählte sie mir.

Wichtig war für Marianne und Pascal, daß sie mit ihrer Mutter offen über ihre schwere Krankheit hatten reden können, auch über die Erwartungen der Mutter nach dem Tod, und darüber, daß es dann weitergeht und eben nicht aufhört.

Das Wort „Himmel" habe ich nicht als Flucht in eine Scheinwelt empfunden, damit der Schmerz nicht zu groß würde. Im Gegenteil: Der Himmel wurde der Ort, wo die Mutter in einer neuen friedlicheren Welt lebt.

Anders verlief es bei Chris und Tobias (5. Bericht, Seite 34): Beide sprachen nicht direkt über den Tod, sie drückten ihre Hoffnungen und Sehnsüchte in Bildern aus. Bei der Darstellung der Familie in Tierform malte Chris seinen Vater kurz vor dem Tod als Hasen oben links in die Ecke – weit weg von den anderen Familienmitgliedern, die er auf der unteren Bildhälfte zur rechten Seite hin zeichnete. Vielleicht sollte diese Zeichnung den Wunsch von Chris ausdrücken, daß sein Vater in den Himmel kommen und daß es ihm gut gehen möge.

Sein Bruder Tobias zeichnete einige Monate nach dem Tod ein Bild, das comicartig unterteilt war. Es erzählte die Geschichte eines Mannes, der glücklich ist, dann viel Geld verdient und sich wehmütig an die Zeit zurückerinnert, als er glücklich war.

Als ich der Mutter das Bild zeigte, war sie sehr betroffen: Sie äußerte die Vermutung, daß Tobias den Jahren nachtraure, als der Vater noch Zeit für die Familie gehabt hatte.

Ihr Mann habe dann das Geschäft aufgebaut, gemeinsame Unternehmungen fanden fast nicht mehr statt. Durch seine Krankheit habe er sich zudem immer mehr zurückgezogen. Jetzt entdecke sie ein ähnliches Verhalten an sich selbst: In ihrem Bemühen, im Geschäft „ihren Mann zu stehen“, vernachlässige sie die Kinder.

In der Beziehung zwischen der Mutter und den Kindern fehlte es an Gelegenheiten zu Begegnungen, in denen sich Neues ereignen und (Ur-) Vertrauen aufgebaut werden kann. Solche Begegnungen brauchten nichts Großes, Außergewöhnliches zu sein: ein Streicheln, ein zärtliches Berühren, ein lobendes Wort können zu Oasen werden.

Biblisch ließe sich formulieren: Erst durch die Begegnung ereignet sich Göttliches, nicht durch das Verharren bei sich selbst. Die Geschichten von Abraham und Jakob (Jakobs Kampf mit dem Engel, Gen 32, 23–33) legen davon Zeugnis ab. Abraham und Jakob erfahren beim Unterwegssein, daß Gott sie begleitet.

Als die Mutter sich vom Druck in ihrem Geschäft befreite, konnten sie und die Kinder wieder mehr aufeinander zugehen.

In der Therapie ist es mir wichtig, dem Religiösen Raum zu geben, ohne es ausdrücklich zu benennen. Durch ein vorschnelles Benennen kann sonst Wichtiges in der Erlebniswelt nicht wachsen und reifen. Das Aufbauen von Szenen und das Malen von Bildern geben der religiösen Dimension eine Struktur: Es wächst ein Verstehen von innen heraus. Der amerikanische Liedermacher Bob Dylan umschreibt dies mit „knocking on heavens door“: Klopfen an der Himmelstüre.

Hinweise auf Bücher

In der nachfolgenden Bücherliste möchten wir neben Jugendbüchern zum Thema und weiterführender Literatur in allererster Linie Bilderbücher anführen und diese auch kurz kommentieren. Da Gespräche zum Thema Tod nie selbstverständlich oder einfach sind, können gerade Bilderbücher, die Kinder und Erwachsene verbinden, große Dienste leisten. Sie können auch beim Überwinden einer gewissen Scheu helfen. Zudem kann ein Buch, auch dann, wenn das Kind allein ist, zum hilfreichen Vorrat werden: Das Kind kann die entsprechenden Bilder aufschlagen, darüber nachdenken, sich damit trösten, sie aber auch zum Weiterfragen benützen. Den Erwachsenen, die im Hinblick auf den Tod oft sprachlos sind, helfen die Texte vielleicht, Sprache zu finden, um dann auch im Alltag den Mut zum Gespräch nicht zu verlieren. In Elterngruppen, aber auch in Weiterbildungskursen von Katechetinnen und Erzieherinnen hat sich die vergleichende Arbeit mit Bilderbüchern zu diesem Thema besonders anregend gestalten lassen.

Bilderbücher zum Thema Tod

A. Sachbilderbücher, Märchen, Tiere

1. *Becker*, A. und *Niggemeyer*, E.: *Ich will etwas vom Tod wissen.* O. Maier-Verlag, Ravensburg, 1979.
   Ein Fotobilderbuch aus der Reihe „Ich und die Welt", das verschiedenartige Situationen zeigt, in denen Kinder im Alltag dem Tod begegnen. Die „Fülle" von Todesbildern kann Kinder bedrücken. Hervorragende Texte. Ab ca. 5 Jahren.

2. *Brandt,* Katrin; *Bröger,* Achim (Text): *Raupengeschichte.* Atlantis Kinderbücher, Zürich, 1978.
   Ein künstlerisch besonders wertvolles Bilderbuch, in dem Kinder die Verwandlung der Raupe zum Schmetterling verfolgen und damit ein wichtiges und schönes Symbol für die Verwandlung, die mit dem Tod geschieht, kennen lernen.

3. *Clément,* Frédéric: *Der Maler und die Schwäne.* Text von Claude Clément. Verlag an der Este, Buxtehude, 1987.
   Ein japanischer Maler, reich und berühmt, macht sich auf den Weg, hin zum Horizont; er folgt den Schwänen, dem „Geheimnis der Schönheit" – und wird selbst zum Schwan. Ein poetisches, wunderschön illustriertes Märchen. Für Erwachsene oder Jugendliche.

4. *Steinwede,* Dietrich: *Wie das Leben durch die Welt wanderte.* Märchen der Menschen von Tod und Leben. Gütersloher Taschenbücher Nr. 881, Gütersloher Verlagshaus Gerd Mohn, 1980.
   Eine hervorragende, in vielen Situationen brauchbare Märchensammlung zum Thema. Enthält auch Janoschs Fassung von „Der Tod und der Gänsehirt".

5. *Vainio,* Pirkko: *Die Schneegans.* Nord-Süd Verlag, Gossau und Hamburg, 1993.
   Die „Schneegans" wird zum Bild für Leben und Tod: Das aus Schnee geformte Tier schmilzt, eine kranke Gans stirbt – aber aus ihrem großen weißen Ei kommt neues Leben. Die überzeugende und wunderbar illustrierte Geschichte eines kleinen Mädchens. Geeignet für Kinder ab 3 J.

6. *Varley,* Susan: *Leb wohl, lieber Dachs.* Deutsch von Ingrid Weixelbaumer. Annette Betz Verlag im Verlag Carl Ueberreuter, Wien, 1984.
Der Dachs ahnt seinen Tod. Ohne Angst macht er sich auf den Weg durch einen langen Tunnel – und fühlt sich frei. Die zurückbleibenden Tiere kämpfen gegen ihre Trauer, indem sie sich an alle positiven, auch lustigen Erlebnisse mit dem Dachs erinnern. Ein wertvolles Buch voller Humor. Für Kinder ab ca. 5 J.

7. *Velthuijs,* Max: *„Was ist das?" fragt der Frosch.* Verlag Sauerländer, Aarau, Frankfurt a. M., Salzburg, 1992.
Die Tiere entdecken eine Amsel, mit der „etwas nicht stimmt". Gemeinsam erkennen sie, was „tot" ist. Sie beerdigen die Amsel. Sie sind traurig, aber ein wunderschönes Leben geht weiter. Ein heiteres und schon für kleinste Kinder hervorragendes Buch. Ab 3 J.

B. Der Tod alter Menschen

8. *Alex,* Marlee und Benny: *Großvater und ich* und die traurige Geschichte mit dem kleinen Kätzchen. Fotos: Benny Alex und Otto Wikelsoe. Brunnen Verlag, Basel, 1982.
Ein Kind erlebt auf dem Bauernhof der Großeltern den Tod eines Kätzchens; der Großvater erzählt aus einer Bilderbibel von der Auferstehung Jesu. So ist das Kind auf den Tod des Großvaters vorbereitet: „Gott macht Großpapa neu." Es betet zu Gott: „Ich glaube an dich!" Sehr realistische Bilder. Christliche Deutung und Trost, die hier vermittelt werden, entsprechen durchaus der biblischen Botschaft, „funktionieren" hier aber unglaubwürdig schnell und gut. Ab 5 J.

9. *Burningham,* John und *Korschunow,* Irina: *Mein Opa und ich.* Parabel Verlag, Zürich und Schwäbisch Hall, 1984.
Ein originelles, gleichzeitig ernstes und heiteres Bilderbuch mit köstlichen Dialogen. Das glückliche Zusammensein eines kleinen Mädchens mit seinem Großvater, dann die Verarbeitung dessen Todes wird gezeigt. Sehr hilfreich. Ab 4 J.

10. *Degler-Rummel,* Gisela: *Jan und die Großmutter.* Textbearbeitung: Hanna Muschg. Otto Maier Verlag, Ravensburg, 1978.
Die hintergründige Geschichte eines Jungen und einer für ihn mühsamen, vergeßlich-alten Großmutter. Ein wichtiges Buch, in dem die Großmutter *nicht* stirbt! Ab 4 J.

11. *Egger,* Bettina und *Jucker,* Sita: *Marianne denkt an ihre Großmutter.* bohem press, Zürich, 1986.
Ein kleines Mädchen erinnert sich an alles Schöne, was es mit der Großmutter erlebt hat. Angefangen bei der Beerdigung wird zurückgedacht an die erfreulichen Erlebnisse mit der Verstorbenen. Zarte, künstlerische Bilder. Wertvoll ab 3 J.

12. *Gydal,* Monica; *Danielsson,* Thomas: *Oles Großvater stirbt.* Illustriert von Mats Andersson. Carlsen-Verlag, Reinbek, 1974.
Ein Buch in der Ole-Reihe, in der es auch „Ole sieht einen Verkehrsunfall" gibt. Sehr guter Text. In behutsamen Gesprächen helfen Eltern und Großmutter, die größte Trauer zu überwinden. Ab 5 J.

13. *Harranth,* Wolf; *Oppermann-Dimow,* Christina (Bilder): *Mein Opa ist alt, und ich hab ihn sehr lieb.* Verlag Jungbrunnen, Wien–München, 1981. Derselbe Titel in der Reihe „Ravensburger Ringelfant", Otto Maier Verlag, Ravensburg, 1986.

Ein alter verwitweter Großvater vom Land wohnt vorübergehend bei seinen Kindern und Enkeln in der Stadt. Er paßt nicht in den Rahmen, kann aber Geschichten vorlesen, Rosen schneiden ... und reist wieder nach Hause, weil er sich überflüssig vorkommt. Ein liebevolles, trauriges Buch. Ab 4 J.

14. *Janosch: Der alte Mann und der Bär.* Diogenes Verlag, Zürich, 1985.
Poetisches Bilderbuch, in dem ein armer alter Mann einen kleinen Vogel vor dem Tod rettet und dabei in der Höhle des Bären Zuflucht findet. Der Tod des alten Mannes ist nicht beängstigend. Der Bär, der später bei den Menschen Zuflucht sucht, erfriert vor den Häusern der ängstlichen Menschen. Liebevoll gezeichnet und erzählt. Ab 5 J.

15. *Schindler,* Regine: *Oma, Opa und ich.* Mitmach-Büchlein Nr. 15. Verlag Ernst Kaufmann, Lahr, 1988.
Ein „Mitmachbüchlein", in dem vor allem das Gespräch eines Jungen mit seinem Großvater anregt, mit Kindern über den Tod nachzudenken. Ab 7 J.

16. *Sommer-Bodenburg,* Angela; *The Tjong Khing: Julia bei den Lebenslichtern.* Bertelsmann Verlag, München, 1989.
Julia entdeckt ihre tote Großmutter. Die Mutter und Julia können Schmerz und Trauer nicht teilen. Julia darf an der Beerdigung nicht teilnehmen. Allein auf dem Friedhof begegnet sie beim Grab einem märchenhaften, geistartigen Jungen, der sie zum See der Lebenslichter führt: Jede Kerze steht für ein Leben. – Ein Buch, das realistisch und märchenhaft zugleich ist und Kinder beeindruckt, möglicherweise tröstet, gelegentlich auch verwirrt. Ab 5 J.

17. *Tidholm,* Thomas (Bilder); *Tidholm,* Anna-Clara (Text): *Die Reise nach Ugri-La-Brek.* Aus dem Schwedischen von Salah Nauoura. Beltz Verlag, Weinheim und Basel, 1990.
Max und Jule suchen den Opa, der „nicht mehr da" ist. Auf einer langen Reise durch die Welt und „auf die andere Seite der Welt" finden sie im „Dorf-wo-der-Rauch-steil-aufsteigt" den Opa, unwirklich und doch zufrieden in einem Schaukelstuhl. Nach ihrer Rückkehr „wissen sie Bescheid, sagen aber nichts". Ein eindrückliches modernes Märchen, das zum Gespräch anregt. Ab 5 J.

18. *Wolf,* Winfried; *Duroussy,* Nathalie (Bilder): *Indianerjunge Kleiner Mond.* Nord-Süd Verlag, Gossau und Hamburg, 1992.
Ein elternloser Indianerjunge sucht seine Herkunft und seine Eltern. Er verbringt den Winter bei einer uralten, anfänglich unheimlichen Indianerin, von der Weisheit und Kraft auf ihn übergeht. Ihr Tod macht ihn tieftraurig, gibt ihm aber „große, heitere Kraft" zum Weitersuchen. Ein starkes, künstlerisches Buch. Ab 5 J.

C. Krieg, Geschichte

19. *Auer,* Martin; *Klages,* Simone: *Der blaue Junge.* Beltz Verlag, Weinheim und Basel, 1991.
Die eindringliche Bildgeschichte eines Jungen, der in einer vom Krieg zerstörten Welt allein zurückbleibt und der an den kleinen Prinzen von Saint-Exupéry erinnert. Ein kleines Flugzeug und ein Gewehr sind seine Begleiter; Trauer verkehrt sich in Aggression. Seine Aggression macht ihn einsam: „Ich will niemand haben, den ein Gewehr erschießen kann." Vom Mond aus endlich läßt er sein Gewehr ins Weltall fallen. Das

Gespräch mit dem Mann im Mond, der für Kinder zum Gottessymbol werden könnte, läßt ihn zur Erkenntnis kommen, daß die Menschen Krieg führen, „weil sie nicht genug voneinander wissen“. Ausnahmsweise geeignet für Kinder ab 6 J., vor allem aber für das Gespräch mit Jugendlichen und Erwachsenen.

20. *Boratynski,* Antoni (Bilder); *Wendt,* Irmela (Text): *Der Krieg und sein Bruder.* Patmos Verlag, Düsseldorf, 1991.
Ein unheimlich starkes modernes Märchen vom Krieg, der nicht mehr Krieg sein will und zurückgeht durch die Zeiten, wo er Kain wird, der seinem toten Bruder Abel begegnet. „Im Jahr tausend ungeweinte Tränen“ erwecken den Bruder zum Leben. Die Brüder sitzen an einem Versöhnungsfeuer, essen ein Versöhnungsmahl – und der Krieg wird beerdigt. Ein erschütterndes, auch mit seinen starken Bildern überwältigendes Buch – eher für Erwachsene, Einzelbilder evtl. für Kinder.

21. *Innocenti,* Roberto (Idee und Illustration): *Rosa Weiss.* Text von Christophe Gallaz. Deutscher Text: Abraham Teuter. Alibaba Verlag, Frankfurt a. M. 1986.
Ein künstlerisch sehr wertvolles, aber hartes Bilderbuch zum Thema „Hitlerzeit“. Es wird gezeigt, wie ein kleines Mädchen ein Konzentrationslager entdeckt, den Gefangenen hilft und schließlich, aus Versehen, selbst erschossen wird. Ein Nachdenken über Krieg und Frieden, Leben und Tod wird angeregt; politisches Bewußtsein wird geweckt. Für größere Kinder.

22. *Maruki,* Toshi: *Das Mädchen von Hiroshima.* Auf Anregung von Yukiko Kuwano und Ruth Linhart. Aus dem Japanischen von Yasko Asaoka und Johanna Mathiasek. Deutsche Fassung Friedl Hofbauer, Verlag St. Gabriel, Mödling und Wien, 1984.
Ein unheimliches, künstlerisches Buch über die Katastrophe von Hiroshima, das kleinen Kindern Angst machen kann. Ab 8 J.

23. *Reuter,* Elisabeth: *Judith und Lisa.* Mit einem Nachwort von Antoinette Becker. Ellermann Verlag, München 1988.
Die Geschichte eines jüdischen deutschen Mädchens, das plötzlich abtransportiert wird – und die Probleme und Fragen eines deutschen Kindes, das seine Freundin vermißt ... Ein unheimliches Stück Zeitgeschichte. Für Kinder ab 8 J.

D. Der Tod von Kindern

24. *Gaes,* Jason: *Mein Name ist Jason Gaes.* Ich bin acht Jahre. Ich hatte Krebs. Bilder von Tim und Adam Gaes. Deutsch von Angelika Kutsch. Carlsen Verlag, Hamburg, 1989.
Ein Junge erzählt von seiner Krebserkrankung: „Ich wollte unbedingt ein Buch darüber schreiben, wie es ist, wenn man Krebs hat ... Aber in allen Büchern, die ich gelesen habe, steht, daß die Kinder sterben müssen. Das stimmt aber gar nicht.“ Ein kleines Hoffnungsbuch mit Kinderzeichnungen von Jasons Brüdern. Ab 6 J.

25. *Isler,* Iris und Edith: *Die Fahrt zum Pferdeparadies.* Mein Leben mit Iris oder: Die Geschichte eines Engels, der auf die Erde kam. Verlag pro juventute, Zürich und Verlag zum Ziel, Winterthur, 1992.
Ein krebskrankes Mädchen malt und erzählt kurz vor seinem Tod die Geschichte vom Pferdeparadies – eine Hoffnungsinsel, auf die es mit seinen besten Freundinnen fährt. Eine Kassette gehört zum Bilderbuch. Ab 6 J.

26. *Kaldhol,* Marit: *Abschied von Rune.* Aus dem Norwegischen von Angelika Kutsch mit Bildern von Wenche Oyen. Ellermann Verlag, München, 1987.
Von zwei befreundeten Nachbarskindern ertrinkt das eine. Im Text und den starken, expressionistischen Bildern wird zuerst Freundschaft, dann Entsetzen, Schmerz, Trauer, Beerdigung, aber auch Erinnerung an den verstorbenen Freund geschildert. Ab 5 J.

27. *Kübler*-Ross, Elisabeth: *Die unsichtbaren Freunde.* Aus dem Amerikanischen übertragen von Barbara Ackermann, Bilder von Madlaina Rothmayr. Oesch Verlag, Glattbrugg/ZH, 1985.
Problematisches Bilderbuch, in dem zwei Kinder von zwei nur für die Kinder sichtbaren Schutzengeln begleitet werden und von diesen nachts in ein „Land des Friedens und der Liebe" entführt werden. Dort erfahren sie von Gott, zu dem sie nach dem Leben zurückgehen. So ist der Tod des einen Kindes am Ende des Buches nicht bedrohlich für das andere Kind. Text und Bild nicht überzeugend.

28. *Schindler,* Regine: *Pele und das neue Leben.* Eine Geschichte von Tod und Leben. Illustrationen von Hilde Heyduck-Huth, in der Reihe „Religion für kleine Leute", Verlag E. Kaufmann, Lahr, 1981, 7. Aufl. 1993.
Pele verliert seinen Freund Tomo. Er fragt nach dem Tod. Das Samenkorn, aus dem eine große Blume wächst, wird zum Bild für ein neues Leben. Kinder erleben mit Pele zuerst Angst und Unsicherheit, dann Trauer und Trost. Ab 5 oder 6 J.

29. *Seehafer,* Klaus (Text); *Lesch,* Christiane (Bilder): *Sieben Tiere zum Himmel.* Patmos Verlag, Düsseldorf, 1986.
Ein poetisches Bilderbuch. Es ist die Geschichte eines Kindes, das hintereinander von verschiedenen Tieren aufgezogen und begleitet wird, heranwächst und schließlich als Greis auf einem Adler in den Himmel fliegt, wo eine Stimme sagt: „Ich bin bei dir gewesen alle Tage ... Du bist wieder daheim." Zugleich faszinierend und problematisch. Ab 6 J.

Jugendbücher zum Thema Tod

A. Zum Tod eines alten Menschen

1. *Bröger,* Achim: *Oma und ich.* Eine Kindergeschichte, illustr. von Nell Graber. Verlag Nagel & Kimche, Zürich, 1986. 112 S.

2. *Donnelly,* Elfie: *Servus Opa, sagte ich leise.* Illustr.: Christian B. Sadil. Cecilie Dressler-Verlag, Hamburg, 2. Aufl. 1977. 126 S.

3. *Gardiner,* John Reynolds: *Steinadler.* Bilder von Gabriele Hafermaas. Aus dem Amerikanischen von Almut Atkins. Otto Maier Verlag, Ravensburg, 1986. 128 S.

4. *Günzel-Horatz,* Renate: *Kein Eis für Oma.* Illustr.: F. W. Maiboom. Patmos Verlag, Düsseldorf, 1984. 60 S.

5. *Härtling,* Peter: *Oma.* Beltz und Gelberg Verlag, Weinheim und Basel, 1975, dtv junior 7371.

6. *Härtling,* Peter: *Alter John.* Kinderroman. Bilder von Renate Habinger. Beltz und Gelberg Verlag, Weinheim und Basel, 1981. 107 Seiten.

7. *Mai,* Manfred: *Wenn Oma plötzlich fehlt.* Benziger Verlag, Zürich, Köln, 1984. 108 S.

8. *Mazer,* Norma: *Abschied und Anfang.* Übersetzt von Cornelia Krutz-Arnold. Verlag Sauerländer, Aarau und Frankfurt am Main, 1988. 232 S.

9. *Oma-Geschichten.* Verschiedene Autoren. Dachs-Verlag, Wien, 1986. 126 S.

10. *Pausewang,* Gudrun: *Der Großvater im Bollerwagen.* Bilder von Inge Steineke. Verlag Nagel & Kimche, Zürich/Frauenfeld, 1988. 62 S.

11. *Welsh,* Renate: *Eine Hand zum Anfassen.* Ein Briefroman. Verlag Jungbrunnen, Wien–München, 1985. 134 S.

B. Zum Tod der Eltern

12. *Breen,* Else: *Warte nicht auf einen Engel.* Aus dem Norwegischen übertragen von Dr. Gerda Neumann. Verlag Jungbrunnen, Wien – München, 2. Aufl. 1979. 120 S.

13. *Farley,* Carol: *Die Welt ist eine Seifenblase.* Aus dem Amerikanischen von Inge M. Artl. Benziger Verlag, Zürich, Köln, 1979. 176 S.

14. *Glomnes,* Marianne: *Gestern sprach ich noch mit seinem Vater.* Aus dem Norwegischen übertragen von Walburg Wohlleben. Illustr.: Arnhild Johne. Otto Maier Verlag, Ravensburg, 1979. 86 Seiten.

15. *Kilian,* Susanne: *Die Mondmutter.* Eine Kindergeschichte von der Erinnerung, der Trauer und der Liebe. Illustr.: Bernhard Hartlieb. Benziger Edition im Arena Verlag, Würzburg, 1989. 121 S.

16. *Stark-Towlson,* Helen: *Der Dompfaff.* Sauerländer-Verlag, Aarau und Frankfurt a. Main, 1977, 142 S., leider vergriffen.

17. *Zöller,* Elisabeth: *Auf Wiedersehen, Mama!* Georg Bitter Verlag, Recklinghausen, 1990. 112 S.

C. Zum Tod von Kindern und Jugendlichen

18. *Abrahamsen,* Aase Foss: *Es war nicht meine Schuld.* Aus dem Norwegischen übersetzt von Senta Kapoun. Franckh'sche Verlagshandlung, Stuttgart, 1987. 95 S.

19. *Bernhard-von Luttitz,* Marieluise: *Möchtest du mein Bruder sein?* Das Abenteuer einer unerwarteten Freundschaft. Verlag Urachhaus Johannes M. Mayer, Stuttgart, 2. veränderte Aufl. 1989. 195 S.

20. *Breen,* Else: *Stoppt das Karussell.* Aus dem Norwegischen übertragen von Dr. Gerda Neumann. Signal-Verlag, Baden-Baden, 1980, Arena 1988. 96 S.

21. *Deribe,* Claude: *Jo,* Comic zum Thema AIDS. Stiftung für das Leben, Zürich, 1992. 77 S.

22. *Gerber-Hess, Maja: Das Jahr ohne Pit.* Ein Tagebuch. Rex-Verlag Luzern/Stuttgart, 1989. 210 S.

23. *Hughes,* Monica: *Jäger in der Nacht.* Aus dem Amerikanischen von Fred Schmitz. Benziger Verlag, Zürich, Köln, 1984. dtv pocket 7879, 1988.

24. *Koch,* Reinhard: *Elvis, Germany.* Ein Nachtrag zum Frühjahr 64. Sauerländer Verlag, 1989. 160 S.

25. *Korschunow,* Irina: *Die Sache mit Christoph.* Benziger Verlag, Zürich, Köln, 1978. 150 S.

26. *Lindgren,* Astrid: *Die Brüder Löwenherz.* Deutsch von Anna-Liese Kornitzky. Verlag Friedrich Oetinger, Hamburg, 1973. 225 S.

27. *Mebs,* Gudrun: *Birgit.* Eine Geschichte vom Sterben. Basis Verlag, Berlin, 1982. 56 S.

28. *Pohl,* Peter: *Jan, mein Freund.* 1985. Aus dem Schwedischen von Birgitta Kicherer. Otto Maier, Ravensburg, 4. Aufl. 1990. 286 Seiten.

29. *Pressler,* Mirjam: *Stolperschritte.* Spectrum Verlag, Stuttgart, 1981. 121 S.

30. *Stolp,* Hans: *Bleib, mein goldener Vogel.* Ein sterbendes Kind erzählt. Aus dem Niederländischen von Mirjam Pressler. Verlag Aare, Solothurn, 1989. 79 S.

31. *Ure,* Jean: *Erinnerung an David.* Deutsch von Ulla Neckenauer. Verlag St. Gabriel, Mödling-Wien, 1989. 168 S.

32. *Zeevaert,* Sigrid: *Max, mein Bruder.* Arena-Taschenbuch Band 1643, Arena Verlag, Würzburg, 1990. 108 S.

D. Tod eines Säuglings

33. *Broeckhoven,* Diane: *Auf Wiedersehen, Vogelkind!* Aus dem Niederländischen von Helga van Beuningen. Illustr.: Annette Herzel. Friedrich Wittig Verlag, Hamburg, 1990. 133 S.

34. *Glade-Hassenmüller,* Heidi: *Ein Sonntag im September.* Illustr.: Sabine Metz. Georg Bitter Verlag, Recklinghausen, 1991. 120 S.

E. Krieg/Katastrophe

35. *Frank,* Rudolf: *Der Junge, der seinen Geburtstag vergaß.* Ein Roman gegen den Krieg. Mit einem Gespräch zwischen Walter Mehring und Hermann Vinke. Otto Maier Verlag, Ravensburg, 1982. 239 S.

36. *Pausewang,* Gudrun: *Die letzten Kinder von Schewenborn.* Otto Maier Verlag, Ravensburg, 1983. 126 S.

37. *Pausewang,* Gudrun: *Die Wolke.* Jetzt werden wir nicht mehr sagen können, wir hätten von nichts gewußt. Otto Maier Verlag, Ravensburg, 1987. 157 S.

38. *Rotach,* Ingeborg: *Lieber alter Engel.* Blaukreuz-Verlag, Bern, 1987. 120 S.

39. *Vinke,* Hermann: *Das kurze Leben der Sophie Scholl.* Mit einem Interview von Ilse Aichinger. Otto Maier Verlag, Ravensburg, 1980. 186 S.

Literatur zum Thema

1. *Ariès,* Philippe: *Geschichte des Todes.* Aus dem Französischen von Hans-Horst Henschen und Una Pfau. Carl Hanser Verlag, München/Wien, 1980.
2. *Binert,* Wolfgang (Hrsg.): *Einübung ins Leben – der Tod.* Der Tod als Thema der Pastoral. Mit Beiträgen versch. Autoren. Verlag Friedrich Pustet, Regensburg, 1986.
3. *Bodarwé,* Christoph: *Reden vom Tod ist Reden vom Leben.* Neuere Kinder- und Jugendliteratur zum Thema „Tod" als Impuls für die religionspädagogische Praxis in Sonderschulen. Religionspädagogische Perspektiven herausgegeben von Roland Kollmann, Band 10. Verlag Die Blaue Eule, Essen, 1989.
4. *Boogert,* Arie: *Beim Sterben von Kindern.* Erfahrungen, Gedanken und Texte zum Rätsel des frühen Todes. Urachhaus, 1986, 294 S.
5. *Brocher,* Tobias: *Wenn Kinder trauern.* Wie sprechen wir über den Tod? Mit farbigen Kinderzeichnungen. Kreuz-Verlag, Stuttgart, 1980, als Taschenbuch rororo, Sachbuch 7950, 1985.
6. *Bürgin,* Dieter: *Das Kind, die lebensbedrohende Krankheit und der Tod.* Verlag Hans Huber, Bern, 1978.
7. *Condrau,* Gion: *Der Mensch und sein Tod.* certa moriendi condicio. Benziger Verlag, Zürich, Einsiedeln, 1984.
8. *Daum,* Egbert und *Johannsen,* Friedrich: *Leben – Sterben – Tod,* Reihe „Werte und Normen Ethik/Religion" Band 6; Entwürfe, Konzepte, Modelle für den Unterricht in der Sekundarstufe I und II, Vandenhoeck & Ruprecht, Göttingen 1993.
9. *Dieckmann,* Hans: *Gelebte Märchen.* Lieblingsmärchen der Kindheit. Mit einem Vorwort von Bruno Bettelheim. Kreuz Verlag, Zürich, 1991.
10. *Dille,* Sabine; *Kahl-Passoth,* Susanne; *v. Walther,* Agnes: *Nimmt das denn nie ein Ende?* Mit Trauer leben lernen. Gütersloh, 1992, 155 S. (darin Lit.verzeichnis, Abdruck des Textes von „Lebwohl, lieber Dachs")
11. *Drewermann,* Eugen: *Der Herr Gevatter; Der Gevatter Tod; Fundevogel.* Arzt und Tod im Märchen. Walter-Verlag, Olten, 1990.
12. *Fässler-Weibel,* Peter (Hrsg.): *Gelebte Trauer.* Vom Umgang mit Angehörigen bei Sterben und Tod. Paulusverlag Freiburg (Schweiz), 1991, 160 S.
13. *Fässler-Weibel,* Peter (Hrsg.): *Wenn Kinder sterben.* Hilfe und Orientierung beim Tod eines Kindes. Paulusverlag Freiburg (Schweiz) und Verlag zum Ziel, Winterthur, 1993, 240 S.
14. *Goldmann*-Posch, Ursula: *Wenn Mütter trauern.* Erinnerungen an das verlorene Kind. Mit einem Vorwort von Margarete Mitscherlich. Kindler Verlag, München, 1988.
15. *Gügler,* Alois: *Wenn Kinder nach dem Tod fragen.* Hilfen für Katecheten und Eltern. Rex-Verlag, 1979.
16. *Harder,* Gabriela Maria: *Sterben und Tod eines Geschwisters.* Herausgegeben von Heinz Stefan Herzka im Verlag pro juventute, Zürich, 1991.

17. *Hinker,* Wolfgang; *Metelmann,* Volker: *Ein Kinderlachen ist verstummt.* Eltern trauern. Quell Verlag, Stuttgart, 1992.
(Adressen von Tagungsstätten in West-Deutschland für Begegnungstagungen werden angeführt.)

18. *Ide,* Helga: *Wenn Kinder sich das Leben nehmen.* Trauer, Klage und die Zeit danach. Kreuz Verlag, 1992, 112 S.
(Mit einem sehr ausführlichen Verzeichnis von Selbsthilfegruppen in Deutschland, Österreich und der Schweiz.)

19. *Kast,* Verena: *Trauern.* Phasen und Chancen des psychischen Prozesses. Kreuz Verlag, Stuttgart, 1982.

20. *Kiepenheuer,* Kaspar: *Geh über die Brücke.* Die Suche nach dem eigenen Weg am Beispiel der Pubertät. Kreuz Verlag, Zürich, 1988.

21. *Kiepenheuer,* Kaspar: *Was kranke Kinder sagen wollen.* Kreuz Verlag, Zürich, 1988.

22. *Klink,* Joanne: *Früher, als ich groß war.* Reinkarnationserinnerinnerungen von Kindern. Aquamarin Verlag, Grafing, 1992, 263 S.

23. *Komp,* Diane M.: *Fenster in den Himmel.* Wie Kinder im Tod das Leben sehen. Mit einer Einleitung von Elke Werner. Aussaat Verlag Neukirchen-Vluyn. ABCteam, Taschenbuch, 1990, 80 S.

24. *Kübler*-Ross, Elisabeth (Hrsg.): *Reif werden zum Tode.* Kreuz Verlag, Stuttgart, 1976.

25. *Kübler*-Ross, Elisabeth: *Verstehen was Sterbende sagen wollen.* Einführung in ihre symbolische Sprache. Kreuz Verlag, Stuttgart, 1982.

26. *Kübler*-Ross, Elisabeth: *Kinder und Tod.* Kreuz Verlag, Zürich, 1984. 4. Aufl. 1990.

27. *Leist,* Marielene: *Kinder begegnen dem Tod.* Ein beratendes Sachbuch für Eltern und Erzieher, Gütersloher Verlagshaus und Herder, 1979.

28. *Leist,* Marielene: *Leid und Trost.* Dem anderen zur Seite stehen bei Krankheit, Behinderung und Tod. Herderbücherei Band 809. Herder Verlag, Freiburg i. Br., 1980.

29. *Lutz,* Gottfried; *Künzler*-Riebel, Barbara (Hrsg.): *Nur ein Hauch von Leben.* Eltern berichten vom Tod ihres Babys und von der Zeit der Trauer. Edition Kemper im Verlag Ernst Kaufmann, Lahr, 1988.

30. *Orbach,* Israel: *Kinder die nicht leben wollen.* Übersetzung aus dem Amerikanischen: Ute Schneider. Vandenhoeck & Ruprecht, Göttingen, 1990.

31. *Reed,* Elizabeth: *Kinder fragen nach dem Tod.* Aus dem Amerikanischen übersetzt. Quell-Verlag, 1972.

32. *Rudolph,* Marguerita: *Wie ist das, wenn man tot ist?* Mit Kindern über das Sterben reden. Aus dem Amerikanischen übersetzt. O. Maier-Verlag, Ravensburg, 1979.

33. *Sauer,* Ralph: *Kinder fragen nach dem Leid.* Hilfen für das Gespräch. Buchreihe: Theologie im Fernkurs Band 12. Herder Verlag, Freiburg i. Br., 1986.

34. *Schindler,* Regine: *Erziehen zur Hoffnung.* Ein Elternbuch zur religiösen Erziehung, Theologischer Verlag, Zürich und Verlag Ernst Kaufmann, Lahr. 3. erweiterte Auflage 1986. (Darin vor allem das Kapitel „Das Leben mit dem Tod".) 225 S.

35. *Schwizer,* Viviane: *Januarkinder.* Vom Überleben auf der Intensivstation. Unionsverlag, Zürich, 2. Aufl. 1988. 148 S.

36. *Tränen im Regenbogen.* Phantastisches und Wirkliches – aufgeschrieben von Mädchen und Jungen der Kinderklinik Tübingen. Hrsg.: Michael Klemm, Gerlinde Hebeler und Werner Häcker. Attempto Verlag, Tübingen, 3. Aufl. 1990. 236 S.

37. *Wolterstorff,* Nicholas: *Klage um einen Sohn.* Aus dem Amerikanischen übersetzt von Sabine und Arndt Ruprecht. Vandenhoeck & Ruprecht, Göttingen, 1988. 115 S.

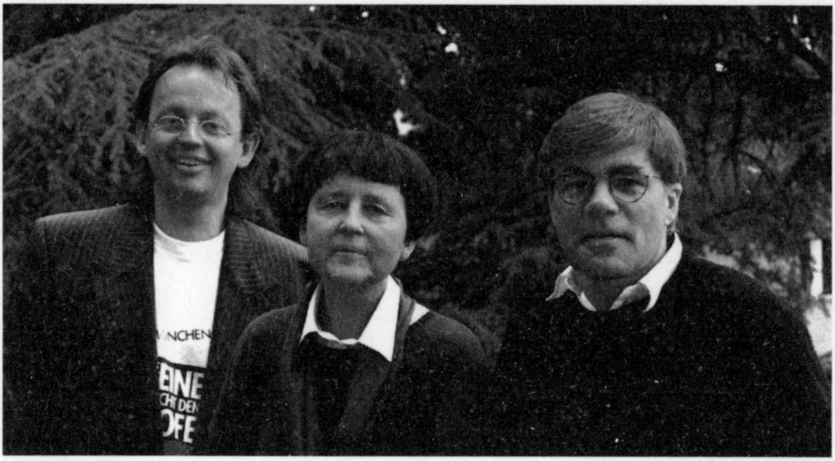

Lothar Janssen,
geb. 1958 in Holland, aufgewachsen in Deutschland, Theologe und Psychologe (lic. phil.), Psychodrama-Leiter, Religionslehrer an Gymnasien, seelsorgerliche Arbeit in der Pfarrei, therapeutische Arbeit mit Kindern, Jugendlichen und Erwachsenen; lebt seit 1983 in der Schweiz, jetzt am Zürichsee.

Regine Schindler,
geb. 1935 in Berlin, aufgewachsen in Zürich, Dr. phil., Dr. theol. h. c., Autorin zahlreicher Kinderbücher; Publikationen, Vorträge und Weiterbildungskurse zur religiösen Erziehung und Kinderliteratur; verheiratet, Mutter von fünf erwachsenen Kindern; lebte 10 Jahre in Heidelberg und 12 Jahre in Bern, seit 1992 wieder am Zürichsee.

Kaspar Kiepenheuer,
geb. 1942 in Göttingen, Dr. med., Kinderarzt, Kinder- und Jugendpsychiater, Dozent am C. G. Jung-Institut, Publikationen über lebensbedrohlich kranke Kinder und zur therapeutischen Arbeit mit Jugendlichen; verheiratet, Vater von zwei Kindern; lebt seit 1971 in Zürich.

Ratgeber für Eltern

Regine Schindler (Hrsg.)
Tränen, die nach innen fließen
Mit Kindern dem Tod begegnen
Erlebnisberichte betroffener Kinder und Eltern.
Beiträge von Lothar Janssen, Kaspar Kiepenheuer, Regine Schindler
96 Seiten kartoniert · ISBN 3-7806-2336-6

Gottfried Lutz, Barbara Künzer-Riebel
Nur ein Hauch von Leben
Eltern berichten vom Tod ihres Babys und von der Zeit ihrer Trauer
104 Seiten, kartoniert · ISBN 3-7806-0951-1

Wolfgang Longardt (Hrsg.)
Unser Kind kommt in den Kindergarten
Eltern berichten über auftretende Probleme
88 Seiten, kartoniert · ISBN 3-7806-0953-3

Uwe Gerber, Walter Bechinger (Hrsg.)
Die vergessene Seite der Adoption
Erfahrungsberichte und Beiträge zur Situation
„Abgebende Mütter – Adoptiveltern"
108 Seiten, kartoniert · ISBN 3-7806-2339-0

Hans-Dieter Friebel (Hrsg.)
Wenn Kinder verborgene Ängste haben
Eltern berichten über Möglichkeiten der Erkennung, Hilfe und Bewältigung.
Beiträge von Hans-Dieter Friebel, Dieter Schupp
64 Seiten, kartoniert · ISBN 3-7806-0952-5